国家自然科学基金项目（81960808）：基于细胞自噬调控的苦参碱对多囊肾小鼠动物模型肾囊肿形成的影响和机制研究；2020.01—2023.12

常染色体显性多囊肾疾病研究

马广强　著

吉林大学出版社

·长春·

图书在版编目（CIP）数据

常染色体显性多囊肾疾病研究 = Advances in
autosomal dominant polycystic kidney disease / 马
广强著.— 长春：吉林大学出版社，2020.12
ISBN 978-7-5692-7884-2

Ⅰ. ①常… Ⅱ. ①马… Ⅲ. ①囊性肾—肾疾病—诊疗
—研究 Ⅳ. ① R692.1

中国版本图书馆 CIP 数据核字 (2020) 第 244508 号

书　　名：常染色体显性多囊肾疾病研究
　　　　　CHANGRANSETI XIANXING DUONANGSHENJIBING YANJIU

作　　者：马广强　著
策划编辑：邵宇彤
责任编辑：曲　楠
责任校对：田茂生
装帧设计：优盛文化
出版发行：吉林大学出版社
社　　址：长春市人民大街4059号
邮政编码：130021
发行电话：0431-89580028/29/21
网　　址：http://www.jlup.com.cn
电子邮箱：jdcbs@jlu.edu.cn
印　　刷：定州启航印刷有限公司
成品尺寸：185mm×260mm　　16开
印　　张：7.75
字　　数：144千字
版　　次：2020年12月第1版
印　　次：2020年12月第1次
书　　号：ISBN 978-7-5692-7884-2
定　　价：35.00元

前 言

多囊肾，又名 Potter（Ⅰ）综合征、Perlmann 综合征、先天性肾囊肿瘤病、囊胞肾、双侧肾发育不全综合征、肾脏良性多房性囊瘤和多囊病。多囊肾是我国朱宪彝于 1941 年首先报道，本病临床并不少见。多囊肾有两种类型，常染色体隐性遗传型（婴儿型）多囊肾，发病于婴儿期，临床较罕见；常染色体显性遗传型（成年型）多囊肾，常于青中年时期被发现，也可在任何年龄发病。常染色体显性遗传多囊肾病（ADPKD）是最常见的遗传性肾病，患病率约为 1‰ ~ 2‰，临床特点为肾囊肿进行性扩大。约半数 ADPKD 患者于 60 岁前进入终末期肾病（ESRD），70% 的患者在 70 岁时需肾脏替代治疗（RRT）。本书参考了 629 篇近 30 年顶级期刊发表的关于多囊肾的相关论文，系统介绍了常染色体显性遗传多囊肾病的发病机制、诊断和治疗方法，是从事多囊肾病相关医务工作者和相关科研人员的入门级科普学术教材。

本书主要由江西中医药大学马广强副教授主持编写完成，马广强负责全书内容的编撰和统稿工作。郑里翔教授是中西医结合学科带头人，资助了本书的出版，牛玲、王倩、陈柳生和马建蓉等同学也参与了本书的编撰工作。

马广强，江西中医药大学中医学院微生物学与免疫学教研室主任，中国科学院微生物学博士，副教授，中西医结合硕士生导师；于 2017 年在美国堪萨斯大学医学中心肾病研究所访学 1 年，师从国际多囊肾研究专家李小刚教授，主要从事多囊肾的分子免疫学相关研究。2019 年，马广强获得多囊肾研究的国家自然科学基金 1 项，目前主要从事多囊肾相关研究工作，发表相关研究论文多篇。

马广强

2020 年 8 月 30 日

目　录

第一部分　常染色体显性遗传多囊肾病（ADPKD）概述

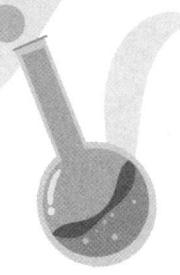

第1章 ADPKD 研究的最新趋势

摘要：常染色体显性遗传多囊肾病 (autosomal dominant polycystic kidney disease，ADPKD) 是最常见的遗传性疾病之一，是全世界肾脏替代和肾功能衰竭的第四大病因 [1]。由于基因 PKD1 或 PKD2 突变从而导致了 ADPKD。ADPKD 患者表现为肾囊肿呈进行性生长，伴有囊性液体产生，导致终末期肾病 (end stage renal disease,ESRD) 和肾功能衰竭。目前尚无 ADPKD 的治疗方法，因此，患者需要透析或肾移植治疗。迄今为止，研究人员已经阐明了导致 ADPKD 的许多机制，并研究出许多诊断该疾病的方法。ADPKD 与生长因子、信号通路、细胞增殖、细胞凋亡、免疫系统、结构异常、表观遗传机制、micoRNA 等有关。据报道，现有多种疗法可以减缓 ADPKD 的进展并减轻其症状。

关键词：ADPKD；多囊肾；囊肿；肾衰；晚期肾病；病变；病变机制

1.1 常染色体显性遗传多囊肾病

1.1.1 ADPKD 的发病机制

我们已知的三种遗传性肾囊性疾病分别为常染色体显性遗传多囊肝病 (autosomal dominant polycystic liver disease，ADPLD)，常染色体隐性遗传多囊肾病 (autosomal recessive polycystic kidney disease，ARPKD)，常染色体显性遗传多囊肾病 (ADPKD)。葡糖苷酶 II 的 β 亚基（protein kinase C substrate 80K-H，PRKCSH）和转运蛋白 SEC63 同系物是一种蛋白质，由编码 SEC63 的基因发生突变导致 ADPLD，表现为胆管囊性扩张。PKHD1 基因的异常表达导致 ARPKD，表现为梭形集合管扩张、先天性肝纤维化和肝囊肿。

PKD1 和 PKD2 是 ADPKD 的两个致病基因。ADPKD 患者有肾和胆管囊肿，PKD1 或

PKD2 的细胞突变导致囊肿形成，这两个基因的单基因疾病的发病率在 1/1 000 ～ 1/600，这意味着 ADPKD 是遗传性疾病中最常见的疾病之一。其中，大多数 ADPKD 病例是遗传，约 10% 由新突变导致[2]。

1.1.2　ADPKD 的表现

ADPKD 患者有以下症状：肾脏和其他上皮器官有液状流体样囊肿。通常，他们的两个肾脏体积增大，并伴有液状流体样囊肿。由于囊肿的形成，患者肾脏增大，是最终导致终末期肾衰的原因[3]。约 10% 的晚期肾病病例是由 ADPKD 引起的。在正常成年人中，肾脏重量约占体重的 0.5%；ADPKD 患者的肾脏重量约为 22kg，约占体重的 20%[4]。也有的 ADPKD 患者的各种表现与肾脏无关，在 ADPKD 患者中最常见的表现之一是高血压[5]，心脏缺陷、颅内动脉瘤和肝囊肿等组织缺陷有时也发生在 ADPKD 患者中[6-7]。当这些症状出现加重的时候，患者必须进行透析和肾移植，ADPKD 最明显的表型之一是肾脏囊肿的形成。当病情加重时，囊肿扩大的患者甚至可以像孕妇一样。那么，肾脏囊肿的形成是如何进展的呢？

首先，它开始于正常的肾小管，PKD1 或 PKD2 的生殖突变导致一个等位基因的丢失，体细胞第二次打击导致另一个正常等位基因的丢失（在第二章中解释）。然后，一个或多个其他的步骤导致"第三次打击"，这可能包括肾毒性损伤和（或）缺血。第三次打击导致肾小管细胞增殖，并引起小扩张，随后形成各种大小的液状流体样囊肿[8-9]。随着细胞增殖的持续，扩张也在进行。然后，扩张区域与原来的小管分离，成为一个独立的囊肿[10]。一旦囊肿形成，它们随着疾病的发展而变得越来越大。因此，囊肿发生是 ADPKD 最显著的特征。

此外，多种机制也可引起 ADPKD 疾病的进展和囊肿发生，包括体细胞突变、生殖突变、修饰基因、细胞增殖和凋亡、平面细胞极性缺陷、细胞外基质异常、液体分泌、炎症和环境因素[11-12]。迄今为止，研究人员已经阐明了各种可能导致 ADPKD 的机制，诊断疾病的方法，以及减缓和减轻 ADPKD 症状的治疗方法。

1.2　关于 ADPKD 的研究

目前许多疾病的研究进展以及治疗已有了一定的成果，关于 ADPKD 研究人员也试图确定其疾病的机制，并开发治疗 ADPKD 的方法。

1.2.1　生长因子、信号通路和细胞增殖

ADPKD 患者肾脏囊肿扩张是本病最显著的特征，肾脏周围囊肿的管状上皮细胞增殖并驱动其扩大。因此，抑制细胞增殖是缓解 ADPKD 症状的重要靶点[13]。在正常肾脏中，细胞增殖和凋亡之间保持稳态平衡。然而，在 ADPKD 患者的肾脏中，细胞增殖比凋亡更频繁，这种不平衡最终导致了囊肿的形成[14]。许多研究表明，各种机制可能导致或有助于囊性肾上皮细胞的细胞增殖和囊肿扩大。

许多生长因子参与了囊肿的发生发展，主要生长因子之一是表皮生长因子 (epidermal growth factor，EGF)，它与 EGF 受体一起，以及 EGF 家族的其他成员，如转化生长因子 – α（transforming growth factor alpha，TGF–α），肝素结合 EGT 和双向调节蛋白在细胞调控中起重要作用[15]。

TGF–α 在多囊肾中过度表达，此外，TGF–β（transforming growth factor Beta，TGF–β）是 ADPKD 的主要生长因子。TGF–β 的上调与疾病进展过程中囊肿的扩张有关，但其相关性较小[16-17]。其他生长因子，如肝细胞生长因子（hepatocyte growth factor，HGF）、胰岛素样生长因子 1（insulin–like growth factor1，IGF–1）以及 HGF 和 IGF–1 的酪氨酸激酶受体也与 ADPKD 的囊肿形成有关。

除了生长因子外，还有许多信号通路也参与 ADPKD 的形成。首先，第二信使环磷酸腺苷 (cyclic adenosine monophosphate，cAMP) 是导致囊性肾的关键。cAMP 是腺苷酸环化酶信号转导的细胞内介质，促进囊性上皮细胞增殖。多囊肾疾病的 ADPKD 患者和各种动物模型显示，肾脏中 cAMP 水平升高，即使在正常人的肾脏中，cAMP 的刺激也会导致囊性表型。cAMP 的上调主要影响钙信号传导，cAMP 诱导了囊肿扩张和液体分泌[18]。

当细胞内钙水平降低时，cAMP/PKA（蛋白激酶 A，protein kinase A，PKA）信号转导激活 ADPKD 患者 Src/Ras/Raf/MEK/ERK 通路。由 PKA 诱导的细胞外调节蛋白激酶（extracellular regulated protein kinases，ERK）信号也导致 mTOR 信号的激活[19-20]。

信号转导和转录激活因子 3（signal transducer and activator of transcription，STAT3）对 cAMP 的反应。STAT3 在囊性肾脏的原发性炎症状态的发展和主要维持过程中起着关键作用[5, 21]。随着 ADPKD 囊肿中细胞增殖的机制的确定，已有许多临床试验来缓解疾病进展。一些代表性药物有血管升压素 V2 受体（V2R）拮抗剂、生长抑素类似物、mTOR 抑制剂（西罗莫司和依维莫司）、Raf 激酶抑制剂（PLX5568 和 Sorafenib）、Src/Abl 抑制剂 SKI–606 和 MEK 抑制剂（PD184653 和 UO126）[22-30]。

1.2.2　免疫与免疫系统

最近，在几种 ADPKD 小鼠模型中，囊肿内层上皮中检测到巨噬细胞的激活，这意

味着活化的巨噬细胞参与了小管上皮细胞的增殖 [31-33]。

此外，通过计算分析，确定了一些与免疫系统相关的炎症反应和基因表达模式参与 ADPKD [34]。单核细胞趋化蛋白 -1(monocyte chemoattractant protein-1，MCP-1) 浓度的增加导致单核细胞数量增加。我们可以从 ADPKD 患者的尿液样本中检测 MCP-1，这表明先天免疫系统因疾病进展而受损 [33]。

巨噬细胞在器官分化后清除凋亡细胞，在早期发育阶段起主要作用。巨噬细胞数量的增加导致细胞增殖上调，凋亡下调，最终导致肾囊肿增大。一些研究表明，巨噬细胞的下调可能有助于治疗多囊肾病。

1.2.3 结构异常性

细胞外基质的逐步积累是 ADPKD 中纤维化的显著标志之一。一些多囊肾病动物模型表现为基底膜增厚和分层，并表达高水平的 α_1 IV 型胶原和层粘连蛋白 β_1 和 β_2 [35]。

polycystin-1 是由 PKD1 编码的蛋白质，参与细胞与细胞外基质之间的相互作用。成纤维细胞的过度积累导致 ADPKD 肾脏中的囊肿扩大。最近，在使用斑马鱼的研究中，研究人员发现聚胞苷蛋白可能参与产生胶原。因此，我们可以推断，胶原的积累是由于 PKD1 和 PKD2 的功能 [36]。细胞外基质通过不断循环维持其结构。细胞外基质的降解速率是由基质金属蛋白酶 (matrix metalloproteinases，MMPs) 和组织金属蛋白酶抑制剂 (the tissue inhibitors of metalloproteinases，TIMPs) 介导的 [37]。在 PKD1 突变的小鼠模型的肾脏中，MMP-2 和 MMP-14 的水平上调 [37]。此外，在 ADPKD 患者的肾脏中，血清中的 MMP-1，MMP-9 和 TIMP-1 水平升高 [38]。

综上所述，大多数 MMPs 和 TIMPs 在囊性条件下升高。此外，细胞外基质与细胞相互作用，这种相互作用通过特定的基质受体蛋白控制细胞增殖、分化和其他细胞功能。这些基质受体蛋白的典型例子是整合素和多配体聚糖 [39]。综上所述，研究人员发现 ADPKD 患者体内有多种整合素和多配体聚糖增加，尤其是整合素 $\alpha_2\beta_1$、整合素 α_8、整合素 αv、整合素 β_4 和多配体聚糖 4 [40-43]。

肾脏的主要生理功能是过滤，它对体内平衡至关重要。过度积累或不必要的成分会被分泌出来，而其他要素则会留在循环中。这一过程发生在体液通过肾脏时，尤其是在肾小管中。称为纤毛的感觉细胞器可以检测物理和化学刺激，例如，液体的流动 [44]。

纤毛从上皮细胞向肾小管腔突出，纤毛是基于微管的结构，它们起源于基体或中心体 [11]。除许多其他因素外，纤毛缺陷也会导致多囊肾病。最近的研究表明，纤毛的功能障碍可能会影响囊肿的发展 [45]。

1.2.4　表观遗传变化和 microRNA

另一个可以解释 ADPKD 症状和发病机制的生物学机制是表观遗传调节。表观遗传变化包括组蛋白修饰，如乙酰化、甲基化和磷酸化也与 ADPKD 的机制有关[46]。其机制可能是 TGF-β 水平升高引起 ADPKD 组织 DNA 甲基化，并可能导致肾脏纤维化[47]。此外，microRNA 还可以通过直接结合其靶基因来激活 ADPKD，强调了 microRNA 在 ADPKD 中的重要性。microRNA 可以调节其靶基因 mRNA 的表达水平，并且与细胞增殖、分化、凋亡和许多其他细胞过程有关。在 ADPKD 患者的肾脏中，单个 microRNA 可能增加或减少。一些 microRNAs 直接作用于 PKD1 或 PKD2，也可以靶向其他与 ADPKD 表型相关的基因。例如，miRNA-17-92 基因簇、miRNA-21、miRNA-15a 和 miRNA-199a 被认为是参与 ADPKD 的候选 microRNA，可以调节细胞增殖和 ADPKD 的发病机制[48-49, 42-43]。

靶向与 PKD1 或 PKD2 结合的 microRNAs 可能是调节 ADPKD 临床表现的一种可行的方法，但以往对 microRNAs 和 ADPKD 的研究表明，单用 microRNAs 并不足以治疗 ADPKD。治愈该疾病还需要另一个因素，因此，许多研究将 microRNAs 及其靶基因作为新的治疗靶点。随着 microRNA 微阵列数据揭示了多种参与囊肿发生的 microRNAs，预计今后对 ADPKD 中 microRNAs 的研究将会越来越活跃[50]。

1.3　ADPKD 研究展望

到目前为止，对 ADPKD 的研究已经采用了各种方法，如分子和结构水平的研究，以及临床试验。尽管所有这些方法都能产生有用的结果，但我们仍需要越来越多地关注如何确定诊断和治疗 ADPKD 的方法。所有的研究者都应该寻求一个整合跨学科研究的框架，然后应用这个框架来解读治疗 ADPKD 的有效治疗方式。由于目前许多研究正在进行中，有可能在不久的将来会发现一种新的治疗方法。

第 2 章　ADPKD 的遗传机制

摘要：常染色体显性遗传多囊肾病是由 PKD1（多囊肾病 1）或 PKD2（多囊肾病 2）突变引起的。PKD1 和 PKD2 分别编码 PC1 和 PC2。此外，由于 PC1 和 PC2 位于原发纤毛中，纤毛相关蛋白的突变也是一个公认的致病因素。PC1 或 PC2 的异常可导致下游信号通路的异常，如负性生长调节、G 蛋白激活、典型或非典型 Wnt 通路。根据"二次打击"的模型，一个额外的体细胞突变导致了囊肿生长的扩大。在这一章中，我们将讨论 ADPKD 的遗传机制和信号通路。

关键词：遗传机制；PKD 突变；PKD1；PKD2；多囊蛋白 1；多囊蛋白 2；信号通路

2.1　多囊蛋白 1 和多囊蛋白 2

常染色体显性遗传多囊肾病（ADPKD）是由 PKD1（多囊肾病 1）和 PKD2（多囊肾病 2）两个基因突变引起的。大约 85% 的 ADPKD 病例是由 PKD1 突变引起的。PC1 是一种长度为 450kDa 的受体样蛋白，具有胞外 N 端、11 个跨膜结构域和一个短的胞质 C 端。PC1 在发育过程中检测了上皮细胞中的表达水平，但其表达水平仅在胎儿肾组织中高，在成人组织中低 [51-52]。

PC1 定位于纤毛、质膜和极化上皮细胞中的黏附复合物 [53-54]。PC1 和 PC2 通过它们的 C- 末端尾部（C-terminal tail，CTT）形成一个复合体，在细胞内通过 Ca^{2+} 调节而发挥作用 [55-56]。PC1 的 N 端由 15 个 PKD 重复基序、2 个富含亮氨酸的基序和 1 个 C 型凝集素结构域组成 [57-58]。这些结构域在介导 PC1 在质膜与连接复合体中的亚细胞定位中起着重要作用 [59-60]。PC1 的 CTT 包括一个 G 蛋白结合域、一个螺旋结构域和一个与泛素介导降解相关的残基 [61]。

PC1 的 N 端和 C 端结构域可以被切割。在早期分泌途径中，N 端结构域在 G 蛋白偶联受体蛋白水解位点（G protein coupled receptor proteolytic site，GPS）被切割[62-63]。一般来说，PC1 以全长和 N- 末端裂解形式的异质群体存在[62]。然而，一项研究表明，PC1 的功能完全激活需要 N- 末端的裂解[64]。一项有趣的研究显示，在小鼠肾脏的液体流动减少时，分裂的 CTT 在细胞核中聚集，在 ADPKD 的囊肿内层细胞中增加。

PC2（968aa，110kDa）是一种具有细胞内 N 端和 C 端的 6 种跨膜蛋白[65]。PC2 作为瞬时受体电位家族的 Ca^{2+} 响应阳离子通道[66]。尽管 PC2 与 PC1 共同定位于纤毛和质膜[67-68]，但细胞内 PC2 的主要部分在细胞内被观察到，其功能为在细胞内储存或释放 Ca^{2+}[69]。复合体中 PC1 和 PC2 形成的通道在纤毛弯曲时被激活，并通过化学或机械刺激导致信号转导[70]。钙传导孔由第五和第六个跨膜结构域之间的环组成，并且传导孔中的错义突变被证明可以导致 ADPKD[70]。PC2 还与另外两个胞内钙通道 [即肌醇 1，4- 双脱氧胸苷三磷酸（involvement of inositol trisphosphate receptor，IP3R）和兰尼碱受体（ryanodine receptor）] 一起作为胞浆钙水平的间接调节器。PC2 的 C 端直接与 IP3R 相互作用，导致 IP3 诱导的 Ca^{2+} 流失。PC2 还与兰尼碱受体通道结合，并调节钙离子的诱导及释放[72-74]。最大的 PC2 出现在内质网池和早期高尔基体的亚细胞室中[70, 73]。PC2 的亚细胞定位需要特定的信号转导和与 PC2 的 C 端结合的运输蛋白[74]。PC2 从内质网到高尔基体的移动受到多囊蛋白 2 的相互作用 (polycystin-2 interactor, golgi and endoplasmic reticulum associated protein with a molecular mass of 14 kDa, PIGEA-14) 的调节，导致 PC2 的重新分布[76]。PC1 和 PC2 蛋白共同位于初级纤毛和内质网中[67]。

但是，根据它们的功能，它们也可以在其他地方被找到[76-77]。许多研究表明，PC1 和 PC2 相互影响着彼此的定位。一项研究证实，损伤 PC1 的功能可以阻止 ADPKD 中的 GPS 断裂，这将导致初级纤毛中 PC1 和 PC2 的共同定位点和数量减少[78]。PC1 和 PC2 之间的相互作用被认为是通过单独激活的 PC2 形成的固有通道或 PC1-PC2 复合物形成的应急通道来创建的功能性离子通道的一个重要因素[76]。PC1 和 PC2 之间的物理联系是由 PC1 和 PC2 的 CTT 所介导的[55, 56, 79]，通过这种相互作用，PC2 可以阻止 PC1 激活 G 蛋白[80]。

2.2　PKD1 和 PKD2 的信号通路

虽然完整的病理机制尚待阐明，但 PC1 和（或）PC2 蛋白功能的丧失从而通过多种信号途径导致 ADPKD 发病，包括平面细胞极性（planar cell polarity，PCP）、Wnt 通路、哺乳动物雷帕霉素靶点（mammalian target of rapamycin，mTOR）、环磷酸腺苷（cAMP）、G 蛋白偶联受体（G protein-coupled receptors，GPCR）、囊性纤维化跨膜传导调节器（cystic fibrosis transmembrane conductance regulator，CFTR）、表皮生长因子受体（epidermal growth factor receptor，EGFR）、丝裂原激活蛋白激酶（mitogen activated protein kinase，MAPK）、细胞 Ca^{2+} 和细胞周期等[81]。如上所述，PC1 和 PC2 形成了一个复合物，从而作为一个瞬时受体电位通道来维持细胞内钙稳态[69, 82]，以及作为钙释放的通道[70]。PC1/PC2 的破坏导致细胞内 Ca^{2+} 水平的降低，进而导致 cAMP 信号的上调和细胞增殖的增加[83]（图 2-1）。

在许多多囊肾病（PKD）动物模型中发现 cAMP 水平升高，不仅在肾脏中，在其他组织中均有发现，如胆管细胞[84]，血管平滑肌细胞[85-86]。cAMP 水平受膜结合、G 蛋白偶联受体（G protein-coupled receptors，GPCRs）、可溶性腺苷酸环化酶（adenylate cyclase，ACs）和 cAMP 磷酸二酯酶（phosphodiesterase，PDEs）活性的调节。关于 cAMP 水平影响 PKD 的机制，人们提出了一些假说。首先，减少的钙可以直接抑制 PDE1，间接性抑制 PDE3，并激活膜结合的 AC6[87-88]。其次，PC2 介导的钙进入纤毛蛋白复合物中发生错误，导致 AC5/6 的抑制和 PDE4C 的激活[89]。此外，内质网（endoplasmic reticulum，ER）钙储存的耗竭会触发基质相互作用分子 1 积聚到质膜上，并激活 AC6[90]。同样，一些因素可以导致细胞内 cAMP 破坏的 PC1 与异三聚体 G 蛋白结合水平的增加[91]，加压素 V2 受体上调，循环加压素、腺苷酸环化酶激活剂、ATP 或其他腺苷酸环化酶激动剂增加[92-93]。某些 ACs 和 PDEs 在 PKD 进展中被认为是非常重要的，因为它们对 cAMP 的分隔有重要影响[94]。

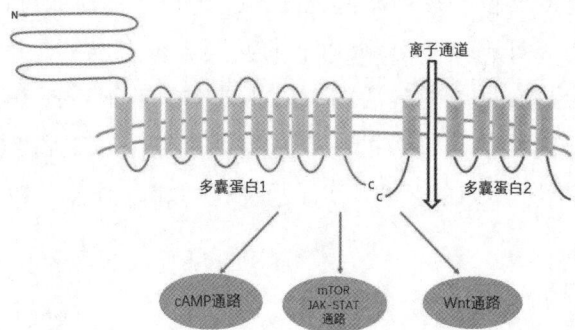

图 2-1　多囊蛋白 1 和（或）2 调控的典型信号通路 1

ADPKD 发病机制最明显的特征之一是细胞生长和分裂的增加。多囊蛋白通过如包括 mTOR 以及酪氨酸激酶（Janus kinase，JAK）等信号转导和转录激活物（STAT）路径[95]来抑制细胞的增长。PC1 通过两种不同的机制来稳定蛋白 TSC1-TSC2 复合物从而抑制 mTOR 活性，后者被称为 mTOR 复合物的负调节因子[96, 20, 97]。PC1 通过与质膜上的 TSC2 结合 [115] 抑制其 S664 位点上的 ERK 依赖性磷酸化 [97]，PC1–TSC2 相互作用的影响使 TSC1–TSC2 复合物抑制 mTOR 信号通路。PC1 还通过结合和激活 JAK–STAT 通路内的成分，从而作为 p21(细胞周期蛋白依赖性激酶抑制剂) 的正调控因子 [95]。在 PC2–JAK2 相互作用并形成完整的 PC1 的 C 末端后，PC1 可激活 STAT1 和 STAT3，使 p21 增加并降低细胞生长 [95]。PC2 还通过结合真核翻译起始因子 2a（eukaryotic translation initiation factor 2A，eIF2a）和胰腺内质网内的 eIF2a 激酶 [98] 降低细胞生长。

Wnt 信号通路调节细胞生长、分化和平面细胞极性，分为典型（β-catenin 依赖）和非经典（β-catenin 非依赖）途径。PC1 和 PC2 都影响典型的 Wnt 通路。在 PC1 的情况下，裂解后的 PC1 - CTT 直接或间接与 β - 连环蛋白结合，转运到细胞核，并促进 T 细胞因子（T cell factor，TCF）依赖的转录 [99]。PC2 还调节一些 Wnt 通路成分的表达水平 [100]。

在非典型 Wnt 通路中，PC1 的功能与维持细胞的平面极性有关。细胞的平面极性对细胞定向分裂和肾小管结构的建立至关重要，这一过程的缺陷引起肾小管的扩张和囊肿形成 [101]。

2.3　发病的遗传机制

约 85% 的 ADPKD 患者有 PKD1 突变，因此，推测 PKD1 突变将比 PKD2 突变引起更严重的疾病 [102]。一般来说，与 PKD2 突变患者相比，PKD1 突变患者在年轻时会出现 ADPKD 症状，但他们的疾病表型会受到这两个基因突变的影响 [103]。目前，已经发现了多种可能导致 ADPKD 的突变类型，每个突变的位置决定了疾病的严重程度 [104-105]。最近的研究表明，突变类型更为重要，因为截断突变的患者比非截断突变的患者会表现出更严重的疾病表型 [106-107]。

ADPKD 在组织水平上为遗传显性，但在细胞水平上是隐性的 [74]。虽然 PKD1 或 PKD2 的种系突变是诱导 ADPKD 囊肿形成的必要条件，但囊肿只在肾小管或肝胆管的部分区域形成。然而，在成人组织中，突变多囊基因会发生隐性丧失功能，导致部分肾小管上皮细胞的囊肿形成加速。这种悖论可以通过额外的体细胞 "二次打击" 突变的发生来解释 [108-110]。虽然体细胞的二次打击突变机制一般适用于人类 ADPKD，但其他因素有助于确定囊肿形成的程度，包括对胱氨酸表达细胞的非细胞自主效应 [111]，PKD1 在发育阶段的时机 [112] 和 PC1 的亚形突变相比，为完全丧失功能突变 [113-114]。尤其是 PC1 用量的减少可能解释常染色体隐性 PKD 表型，其中，PC1 失调的程度与小管扩张和囊肿形成的程度相关 [114]。

ADPKD 的特点是形成多个充满液体的肾囊肿。因此，我们需要关注囊肿扩张的机制。在患者的肾脏中，细胞排列成一个圆圈，这些管腔必须充满液体。随后，囊肿随着细胞增殖而增加，导致肾小管扩张和肾功能衰竭[108, 115]。其中一个模型涉及肾脏特异性 PKD1 或 PKD2 突变的小鼠模型细胞定向细胞分裂的丧失，这不会引发囊肿的形成。这个模型表明，平面细胞极性的缺陷是许多囊肿扩张的一个重要因素，然而这个因素对于囊肿的形成不是必不可少的[116]。根据其他研究，囊肿内上皮细胞对离子的吸收和分泌对囊肿的形成有重要意义。cAMP 能刺激 Cl^- 转运，ADPKD 的发病机制导致小管迅速呈进行性扩张[117]。此外，一个研究小组报道，Na^+、K^+、$2Cl^-$ 协同转运蛋白和 CFTR 抑制剂可以防止小管增大[118]。因此，cAMP 信号通过促进 Cl^- 驱动的液体分泌，在肾囊肿形成中起着关键作用。此外，多囊蛋白还通过调节 Cl^- 通道的表达、定位和活性，发挥 cAMP 信号调节作用[74]。

第二部分　囊肿的发生机制

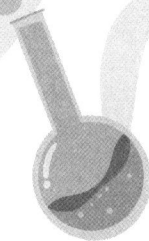

第3章 ADPKD 的细胞增殖与凋亡

摘要：肾小管上皮细胞增殖和液体分泌增加是常染色体显性遗传多囊肾病（ADPKD）的一个重要特征。随着 PKD1 或 PKD2 的破坏，ADPKD 的主要致病基因、细胞内钙稳态和 cAMP 积累被破坏，进而导致调节细胞增殖的信号通路发生改变。这些失调最终刺激了由异常增殖的肾小管细胞产生的充满液体的囊肿的发展。此外，在扩张的囊性小管中观察到不规则的凋亡。细胞增殖和凋亡之间的不平衡似乎有助于 ADPKD 囊肿的生长和肾组织的重塑。在本节中，将讨论细胞增殖和凋亡参与疾病进展的机制，以及这些信号通路如何在 ADPKD 中相互影响。

关键词：细胞凋亡；增殖；常染色体显性遗传多囊肾病；ADPKD

3.1 ADPKD 的细胞增殖

细胞增殖是细胞一个重要的生命历程，在这个过程中，体内几乎所有细胞都以严格的调控方式进行，可以通过细胞的生长和分裂来增加细胞数量。调节细胞增殖的机制包括细胞周期控制和各种生长因子刺激的一系列蛋白激酶级联反应。细胞周期主要控制细胞分裂，可分为 4 个阶段：G_1、S、G_2 和 M 期。DNA 复制和同一组染色体的复制发生在 S 期；细胞分裂最终发生在 M 期，包括 DNA 包装和染色体分离；S 和 M 期之间的间隙阶段包括准备工作阶段以及是否决定进入下一阶段。细胞周期主要由细胞周期蛋白依赖激酶（cyclin dependent kinases，CDKs）及其抑制剂介导。这些蛋白质通过在细胞周期的适当时间点通过磷酸化作用来控制细胞周期[143]。不仅细胞周期调控，而且一系列蛋白激酶介导的多种信号通路都是调节细胞增殖的重要机制。有丝分裂原活化蛋白激酶 (mitogen activated protein kinase，MAPK) 的信号通路之一是细胞外信号调节激酶 (ERK) 通路。生长因子或细胞因子与它们的同源受体的结合在一个多步骤的过程中依次激活

MAPKs。信号通过一系列的蛋白激酶发生，包括 B-Raf、促丝裂原活化蛋白激酶激酶 (mitogen-activated protein kinase kinase，MEK) 和 ERK。最终，磷酸化的 ERK 转运到细胞核，激活转录因子，从而改变基因表达，刺激细胞增殖[120]。蛋白激酶影响细胞生长控制的另一个机制是通过哺乳动物靶向雷帕霉素（mTOR）信号通路，该通路可被包括生长因子在内的细胞外因子刺激。当它被激活时，mTOR 磷酸化丝氨酸/苏氨酸蛋白激酶 Akt，最终可以导致细胞增殖增强[121]。

在完全分化的正常组织中，细胞增殖很少发生；在这种组织中，每个细胞都有自己的特殊功能，不再活跃分裂。因此，细胞增殖受到严格的控制，并高度限制在特定条件下，如物理损伤后，介导组织补充的细胞。不受控制的细胞增殖在终末分化组织中是异常的，常见于包括许多癌症在内的人类疾病中[122]，也是 ADPKD 的一个重要特征。

ADPKD 异常钙信号转导与细胞增殖

多囊蛋白 1（PC1）和多囊蛋白 2（PC2）分别由 PKD1 和 PKD2 编码，定位于初级纤毛。PC1 和 PC2 形成一个多囊蛋白复合物，作为一个机械感受器，它可以将机械刺激转化为钙信号。具体而言，PC2 作为一个非选择性阳离子通道，通过将钙转运到细胞内来调节细胞内的钙水平[66]。PC1 是一个大的完整的膜受体，与 PC2 相互作用并调节其活性。多囊蛋白复合物不仅在纤毛中起作用，而且可以通过内质网（ER）膜转运钙来调节细胞内钙离子水平。一方面，位于内质网膜上的 PC2 刺激肌醇三磷酸受体（IP3R），导致钙从内质网释放到细胞质中[123]；另一方面，PC1 通过抑制 PC2 与 IP3R 的相互作用来降低细胞内钙水平[124]。综上所述，多囊蛋白复合物的破坏，可破坏其细胞内钙稳态，导致各种信号通路的改变，其后果包括异常高活性细胞增殖和液体分泌，导致肾囊肿扩张[125]。

多囊蛋白复合物缺陷引起的细胞内钙减少主要导致了环磷酸腺苷（cAMP）的积累[126-127]。以往的研究表明，钙的限制参与了 cAMP 的合成和水解。低水平的钙刺激催化 cAMP 形成的腺苷酸环化酶 6，它基本上被钙所抑制。此外，由于细胞内钙含量较低，cAMP 的水解作用通过抑制钙调节素依赖性磷酸二酯酶而降低[88]。环腺苷酸也可以通过循环加压素调节。ADPKD 患者尿中普遍观察到高浓度的加压素，通过血管升压素 V2 受体激活，增加细胞内 cAMP 水平[128]。

细胞内 cAMP 的积累刺激了 cAMP 依赖的 B-Raf/MEK/ERK 信号通路，这是细胞增殖的关键调节因子之一[126]。过度激活的 ERK 还通过抑制 TSC1/2，从而影响 mTOR 信号通路的上调，这是另一个调节细胞增殖的代表性途径[129]。此外，cAMP 可提高 cAMP 反应元件结合蛋白（cAMP response element binding protein，CREB）的活性，导致表皮生长因子（EGF）和双调蛋白的过度表达，从而导致细胞以 EGF 受体依赖的方式增殖。CREB 也参与 Raf/MEK/ERK 通路。

另一方面，钙离子通道也可以被其他多聚体通道调控，包括 PC2/ 瞬态受体电位 1（transient receptor potential canonical 1，TRPC1）和 PC2/TRPV4（transient receptor potential cation channel subfamily V member 4，TRPV4，瞬态受体潜在阳离子通道亚家族 V 成员 4）。这些通道也定位在纤毛上，并在液体流动时将钙转化为细胞[130]。然而，无论是 TRPC1 还是 TRPV4 的缺陷都不会导致 ADPKD，这表明细胞内钙水平异常并不是触发肾囊肿发生的唯一相关因素。相反，ADPKD 的发病必须与 PC1 或 PC2 的功能障碍密切相关，后者是该病的主要致病蛋白[131]。

3.2 多囊蛋白对肾原代纤毛细胞增殖的调节作用

多囊蛋白可以直接或间接地通过低细胞内钙水平来调节细胞增殖。首先，PC1 通过调节 mTOR 的负调节因子 TSC1/2（tuberous sclerosis proteins 1 and 2，TSC1/2）的稳定性来抑制正常肾上皮细胞的 mTOR 活性[20]。mTOR 介导的信号通路在细胞增殖中起着重要作用，对 EGF 和胰岛素样生长因子 1 等生长因子起反应。磷脂酰肌醇 3- 激酶的激活和生长因子受体的刺激导致蛋白激酶 B（也称为 Akt）和 mTOR 复合物的序列磷酸化。活化的 mTOR 复合物分别通过上调或下调核糖体蛋白 S6 激酶 -1 或真核起始因子 4E 结合蛋白 1，正向调节蛋白合成 (最终增强细胞增殖)。GTP 结合的活性 Rheb 是 Ras 超家族的一个亚型，在这一过程中是必需的[132-134]。TSC1/2 复合物抑制 Rheb 的激活。因此，PC1 上调 TSC1/2 可阻断 mTOR 激活，最终抑制正常肾上皮细胞增殖。

PC1 在正常情况下调节细胞增殖的另一个机制是通过控制细胞周期过程。PC1 直接激活 JAK 激酶和信号转导及转录激活因子信号通路，导致 p21WAF1 表达增加。p21WAF1 是一种 CDK 抑制剂，在高水平表达时，可导致细胞周期停滞在 G_0/G_1 期。在这个过程中，PC1 和 PC2 的功能完整的相互作用是必要的，PC1 或 PC2 的突变会影响这些蛋白质的功能或抑制它们彼此结合，这通常会导致细胞生长失调[95]。

PC2 不仅通过与 PC1 相互作用负调控细胞增殖，而且通过调节胰腺内常驻的真核起始因子 2 (eIF2) 激酶 (PKR-like ER kinase，PERK) 真核起始因子 2 磷酸化信号通路独立于 PC1。eIF2 需要通过介导 tRNA 与核糖体的结合来启动翻译，并通过这一活性最终调节细胞生长控制。eIF2 的活性可以被包括 PERK 在内的几个因素调节，PERK 主要是由内质网应激诱导的[135]。PC2 起着激活因子的作用，它在物理上定位于 PERK-eIF2 蛋白复合物内，通过 PERK 增强 eIF2 磷酸化，最终导致细胞增殖受限[98]。

总之，ADPKD 主要是由 PC1 或 PC2 的缺陷引起的，由几种机制引起的细胞增殖异常增加是该疾病的标志。PC1-PC2 复合物功能异常导致了钙内流的抑制，这与钙转运直接或间接刺激 Raf/MEK/ERK 信号通路，最终导致细胞增殖异常有关。此外，PC1 和 PC2 通过调控细胞增殖的关键因子，在阻断细胞增殖中发挥重要作用。因此，PC1 或 PC2 的功能失调导致细胞增殖的增加。

3.3　ADPKD 细胞凋亡

细胞凋亡是一个程序性细胞死亡的过程，它是指消除受损细胞。虽然坏死并不是统一调节的，但细胞凋亡是由其调节因子高度控制的，并且在形态学上经历了不同的顺序变化。这些变化包括细胞体积减少、膜泡和细胞膜不对称性丧失，以及核分裂、染色质凝聚和 DNA 断裂。在此过程中，磷脂酰丝氨酸暴露在细胞表面，并通过免疫细胞促进凋亡细胞的吞噬作用。凋亡的主要调节因子是胱天蛋白酶和凋亡抑制蛋白（inhibitor of apoptosis proteins，IAPs）。半胱氨酸蛋白酶（胱天蛋白酶）在正常细胞中以非活性形式存在于细胞质中。细胞凋亡激活后，胱天蛋白酶通过两个连续的切割步骤转化为其功能形式并启动凋亡。IAPs 是胱天蛋白酶的天然抑制剂，通过抑制胱天蛋白酶的作用和调节细胞分裂来对抗细胞凋亡。细胞凋亡有两种典型的激活机制，即外源性和内源性途径。内源性途径又称线粒体途径，主要由线粒体释放细胞色素 c 的增加引起。细胞色素 c 与凋亡蛋白酶激活因子 1 相互作用，连续招募胱天蛋白酶因子 9、胱天蛋白酶因子 3 和胱天蛋白酶因子 7 等，从而启动凋亡信号转导。在外源性途径中，细胞外因子参与了细胞凋亡激活的最初步骤，而不是胞浆因子。在配体与死亡受体（如 FAS-FAS 受体）结合后，胱天蛋白酶被吸引并切割成其活性形式，然后由衔接蛋白进行募集。主要介导外源性凋亡的胱天蛋白酶是胱天蛋白酶因子 8，它依次激活其他胱天蛋白酶，导致级联活化。由内在和外在机制调节的细胞凋亡在正常肾脏发育中起着关键作用。据报道，其调节失调与包括癌症和 ADPKD 在内的各种肾脏疾病有关。

ADPKD 发病过程中细胞凋亡调控的改变

在 ADPKD 的啮齿动物模型中，细胞凋亡异常是常见的现象。首先，细胞凋亡在 Han:SPRD 大鼠模型中上调，这是由于 sprague dawley 株的自发突变，并具有多囊肾病 (PKD) 表型。攻击性发展肾囊肿的纯合子动物表现出凋亡诱导因子（包括 caspase-3、caspase-7、caspase-8 和 caspase-2）活性的增加，以及细胞色素 c 从线粒体释放到细胞质中的增强 [141]。相反，在 ADPKD 啮齿类动物模型中，有 3 种细胞增殖和凋亡出现 PKD 表型，凋亡相关基因的基因表达增加或减少。以 c-Myc 为靶点的转基因小鼠可以发育多囊肾，c-Myc 是一种参与细胞增殖和凋亡的原癌基因。这些小鼠最终发展成终末期肾病，并死于肾功能衰竭[142]。此外，一个体内模型，有一个基因敲除促凋亡的 Bcl-2 也显示出 PKD 表型和细胞增殖和凋亡的过度激活[143-144]。有趣的是，在 ADPKD 中，导致凋亡相关基因的水平增加，而其他包括 Bax 和 P53 的基因水平没有变化[142]。对人 ADPKD 的其他观察表明，只有在患者组织中非囊性区域的肾上皮小管中特异性地检测到凋亡增加。事实上，细胞凋亡可能与正常肾单位的丢失有关，导致肾结构的破坏，而不是在囊肿的发展中起主要作用[145]。关于凋亡在 ADPKD 中的作用的断言是有争议的[146]，一些人认为细胞凋亡失调是 ADPKD 的主要原因之一，而另一些人则认为凋亡可能延缓疾病的进展。很明显，细胞内 cAMP 升高引起的细胞增殖过度激活，随后由于 PC1-PC2 复合物的功能障碍而抑制钙离子注入，是 ADPKD 发病的核心因素。然而，很明显，在一些研究中也报道了异常凋亡；因此，未能在增殖和凋亡之间保持适当的平衡，在 ADPKD 的研究进展中很重要[147]。

3.4　靶向细胞增殖或凋亡的治疗方法

目前，还没有专门的治疗方法或药物可以预防或延缓 ADPKD 的进展。然而，已经有一些针对细胞增殖或凋亡的治疗试验，这些细胞增殖和凋亡是诱导囊肿生长和液体分泌的主要诱因[148-149]。V2 受体拮抗剂是一种治疗 ADPKD 的药物。血管升压素刺激 V2 受体，血管升压素 V2 受体介导的细胞内信号通路参与 cAMP 的产生。在临床前试验中，通过靶向 V2 受体的拮抗剂治疗的 ADPKD 啮齿类动物模型显示，疾病进展得到缓解[87, 150, 151]。另一种靶向 cAMP 信号通路的试验药物是生长抑素类似物。生长抑素与几个 G 蛋白偶联受体（GPCRs）结合，从而通过调节 ACs 活性维持较低的 cAMP 水平，它还下调细胞增殖和激素或生长因子的分泌。因此，生长抑素类似物降低了细胞内 cAMP，随后降低了细胞增殖，这最终导致减少了多囊肾发生。[152]此外，靶向 mTOR 信号通路的抑制剂（这是调节细胞增殖的主要机制）已被证明能有效地减弱 PKD 表型，包括肾体积增大和囊肿的增长[153]。通过体内研究，与靶向细胞增殖的药物相比，靶向凋亡药物的临床前试验相对较少。在肾囊肿啮齿动物模型中，凋亡下调后半胱氨酸天冬氨酸酶抑制可减轻 PKD 的进展。此外，一种直接靶向潜在凋亡诱导因子 CDK5 的药物确实能够抑制 PKD 啮齿类动物模型中的囊性表型[154]。

3.5 小 结

综上，细胞增殖的过度激活是启动和加速 ADPKD 进展的关键表型。这可以用两个主要机制来解释。第一种机制是 cAMP 积累，随后钙离子注入降低，从而刺激细胞增殖相关蛋白（包括 B-Raf/MEK/ERK 和 mTOR）的活性；第二种机制是由于基因突变导致 PC1 和 PC2 中任何一种蛋白的缺陷而丧失抗增殖功能。细胞过度增殖在 ADPKD 中的作用已被明确地描述，靶向细胞增殖的药物的临床前试验已经报道其可以有效地减缓疾病进展的作用，但细胞凋亡在 ADPKD 发病机制中的作用尚不完全清楚。近年来，包括半胱天冬酶在内的凋亡调节因子在 ADPKD 啮齿类动物模型中显示出增强的活性，并且在临床前研究中发现间接靶向凋亡可以延缓疾病的发生。此外，肾功能衰竭后囊肿的形成在凋亡缺陷小鼠中也很常见。综上所述，这些发现表明，细胞凋亡似乎参与了 ADPKD 的发病机制，与囊肿增大或肾脏结构重塑有关。总之，未能在细胞增殖和凋亡之间保持适当的平衡似乎是 ADPKD 进展的一个重要驱动因素。因此，特异性靶向增殖和（或）凋亡可能是一种有效的治疗策略。

第 4 章 ADPKD 的炎症与纤维化

摘要：多囊肾病（PKD）与多种信号通路有关。细胞增殖是与本病相关的重要途径。然而，目前国内外对炎症和纤维化与多囊肾病相互作用的研究还很有限。炎症是参与对外来分子反应的保护系统之一。据报道，在 PKD 中，与炎症相关的信号通路的活性增加。此外，纤维化是指器官或组织中多余的纤维组织的发育。结缔组织增生是一种异常现象。据报道，在 PKD 中，生长因子和 TGF-β 等分子活性的增加会促进炎症的发生。此外，纤维化是指器官或组织中多余的纤维组织的发育，结缔组织增生的异常现象。据报道，在 PKD 中，生长因子和 TGF-β 等分子活性的增加会促进炎症的发生发展。因此，有人建议将炎症反应作为 PKD 的治疗靶点之一。为了指导进一步的研究，本文详细论述了在 PKD 发病中的作用。

关键词：炎症；纤维化；多囊肾病；巨噬细胞；肿瘤坏死因子 α；转化生长因子 β

4.1 前　言

感染是机体对外来生物的一种保护机制[155]。当炎症发生时，通常表现为发红、发热、疼痛和肿胀等。免疫反应是先天性免疫反应的特征。纤维化的特点是胶原蛋白的过度生成和积累，伴随着结缔组织的分解[156]，是几种疾病的主要特征[157]。纤维化对损伤有反应，也介导瘢痕形成。

总的来说，炎症增加和纤维化加重常染色体显性遗传多囊肾病（ADPKD）。虽然这些过程不被认为是 ADPKD 的主要原因，但一些与炎症和（或）纤维化相关的细胞和分子可以影响肾功能和 ADPKD 的进展。例如，巨噬细胞、单核细胞趋化蛋白 1（MCP-1）、趋化因子 [如肿瘤坏死因子（tumor necrosis factor alpha，TNF-α）、白细胞介素 –1（Interleukin，IL）] 和转化生长因子（TGF-β）等可促进疾病进展。

4.2 感染与多囊肾病（PKD）

在 PKD 中，巨噬细胞的聚集加速囊壁细胞的增殖，增加巨噬细胞相关因子的含量，如精氨酸酶 1（Arg1）、趋化因子配体（chemokine receptor，CCL）和 IL-10。通过氯膦酸脂质体治疗，巨噬细胞的缺失被观察到可以减少肾小管细胞和囊壁细胞的增殖，改善肾功能和延缓疾病进展[31]。巨噬细胞通过刺激前列腺素 E2 的释放来诱导 IL-1β 的产生[158]。

M1 样巨噬细胞产生 TNF-α，从而促进炎症；M2 样巨噬细胞刺激肾小管细胞增殖和纤维化形成，从而在组织修复中发挥作用。在正常或 PKD 条件下，肾上皮细胞促进幼稚巨噬细胞向 M2 样巨噬细胞分化。据报道，在 ADPKD 和常染色体隐性多囊肾病（ARPKD）中，表达 M2 样巨噬细胞标志物 CD163 的细胞比例增加[93]。

当 PKD1 基因表达降低时，巨噬细胞趋化因子如 MCP1（monocyte chemoattractant protein-1）和 CXCL16（C-X-C motif chemokine ligand 16）水平增加并促进巨噬细胞迁移[194]。PCL 阴性细胞形成囊肿并提高 MCP1 和 CXCL16 的分泌[33]。此外，MCP1 存在于 ADPKD 患者的尿液和囊液中[159]，促进囊肿的生长，刺激 ED-1 阳性巨噬细胞水平和 MCP1 mRNA 水平的增加。因此，MCP1 的产生进一步增加，加重肾功能的下降，并促进疾病的进展。

巨噬细胞移动抑制因子（macrophage migration inhibitory factor，MIF）在小鼠和人 ADPKD 中上调[161]。多囊蛋白-1 缺乏的小鼠肾脏和 ADPKD 患者的囊液中 MIF 的生成增加。MIF 通过细胞外信号调节激酶（ERK）、哺乳动物雷帕霉素靶点（mTOR）、Rb/E2F 信号通路等调节各种细胞增殖途径，以及通过 p53 依赖的信号转导葡萄糖摄取、TP 生成和凋亡。此外，MIF 诱导巨噬细胞的募集，增加 MCP1 和促炎性细胞因子的分泌，包括 TNF-α、IL-1β 和 IL-2[162]。特别是，MIF 和 TNF-α 形成一个正反馈环，MIF 增加分泌 TNF-α 的巨噬细胞的募集，并且 TNF-α 的增加刺激 MIF 的表达[161]。

囊肿释放高水平的促炎细胞因子，例如，IL-1β、TNF-α 和 IL-2[163]。肿瘤坏死因子 α 是一种细胞因子，与炎症反应有关，已知由巨噬细胞调节。TNF-α 可与两种受体结合。TNF 受体（TNFR-1）在大多数组织中表达，而 TNFR-2 仅在免疫系统的细胞中表达[164]。TNF-α 转化酶（transcatheter arterial chemoembolization，TACE）将膜结合型 TNF（mTNF）裂解为可溶性 TNF（sTNF）。mTNF 和 sTNF 与 TNFR 结合并激活各种信号通路，如 NF-kB、MAPK 和 JNK 通路。

TNF-α 与 TNF-α 转化酶（TACE）及 TNFR-1 和 TNFR-2 一起存在于 PKD 患者的囊液中。TNF-α 增加 TACE、FIP 和 TNFR-I 的表达[165]，TNFR-1 也可以积极调节 TNF-α 的活性[166]。此外，TNF-α 通过抑制 TSC1 在激活 mTOR 通路中发挥作用[167]。此外，TNF-α 通过诱导 ID2 蛋白激活 Akt/mTOR 和 MAPK/CDK2 通路，这与其诱导巨噬细胞浸润的作用有关，以及 TNF-α 抑制 PC1 和 PC2 之间的相互作用[165, 169]。结果显示，肿瘤坏死因子 -α 的积聚发生，囊肿的大小和疾病的进展都会加重[165]。

间质性信息传递与核因子（NF）-кB 和 JAK-STAT 途径有关，而这些途径与 PKD 相关。核因子活化 B 细胞 κ 轻链增强子（nuclear factor kappa-light-chain-enhancer of activated B cells，NF-κB）是一种参与细胞生存和免疫应答的转录因子。在典型的 NF-kB 信号转导中，当 NF-κB 受到 TNF-α、IL-2 或淋巴细胞等因子的刺激时，激活的 IKB 激酶（the IKB kinase，IKK）复合物磷酸化 IKB 蛋白，导致多泛素化。泛素化的 IKB 被蛋白酶体降解，释放 p50/p65 NF-κB 二聚体转移到细胞核并激活基因转录[171-172]。NF-κB 调节促炎症细胞因子，包括 TNF-α、IL-1α、CCL3、CCL4 和 MCP1（monocyte chemoattractant protein-1，MCP1，单核细胞趋化蛋白 -1）[171]。尽管多囊蛋白 -1 可提高 NF-κB 的活性，从而防止细胞凋亡和促进细胞增殖[173]，大多数研究表明，在 PKD1-/- 细胞中，NF-κB 活性和 p65 的磷酸化是通过促免疫介质激活的[174]。此外，ARPKD 的 FC1（polyductin/fibrocystin-1，FC1）缺失细胞也表现出 NF-κB 活化[175]。根据这些研究，NF-κB 在 PKD 中增加，并诱导炎症反应。抑制 NF-κB 被认为是 PKD 的一种治疗策略，然而，抑制 NF-κB 可以促进细胞凋亡[176]，从而缓解 PKD 的进展。因此，NF-κB 在 PKD 中的作用有待进一步研究。

JAK 信号转导和 STAT 途径影响细胞增殖、分化、转录和免疫反应[177]。当配体与 JAK 受体结合形成二聚体时，JAK 的酪氨酸激酶活性被激活。JAK 的激活使 STAT 蛋白磷酸化，然后 STAT 组装成二聚体形式，二聚体 STAT 可以作为转录因子发挥作用[178]。

JAK-STAT 通路的缺陷将导致 PKD 中的炎症。PC1 和 PC2 对于调节 JAK1、JAK2 和 STATs 至关重要。在 PKD1-/- 小鼠胚胎中，观察到 STAT1 和 p21WAF1（细胞周期蛋白依赖性激酶抑制剂 1 或 CDK 相互作用蛋白 1，alternatively p21WAF1）激活的磷酸化增加[95]。PKD1 和 PKD2 突变增加了通过 JAK-STAT 途径故障引起的 PKD 中的炎症反应。在 PKD 条件下，PC1 的可溶性通过与细胞因子和 JAK 的相互作用从而调节 STAT1 和 STAT3 的活性，异常的 STAT3 活性可促进细胞增殖[179]。STAT3 由可溶性 PC1 以 Src 依赖性方式调节，通过抑制细胞因子 -3 信号转导[22]。此外，PC1 与 STAT6 相互作用，导致 STAT6 依赖性基因表达增加[61]。STAT6 也聚集在囊性细胞中[61]，STAT6 通过激活 IL-13 和 IL-4/13 受体在囊性内膜细胞中上调，STAT6 的抑制因子可减少细胞增殖和生长以及疾病的进展[180]。因此，抑制 STAT3 和 STAT6 可能是 ADPKD 的治疗靶点[181]。

总的来说，当 PKD 导致炎症上调时，细胞因子的分泌会刺激 JAK-STAT 信号通路。然后，激活的 JAK-STAT 信号通路促进增殖、凋亡和炎症。

4.3　纤维化与 PKD

当 PKD 中生长因子和细胞因子失衡时，促纤维化因子如 TGF-β_1、结缔组织生长因子、血小板衍生生长因子、成纤维细胞生长因子 2 和骨桥蛋白的含量增加，而抗凝血因子（如肝细胞生长因子和骨形态发生蛋白 -7）的丰度降低 [182-184]。

由于 TGF-β 是一种细胞因子，TGF-β 途径通常与细胞增殖、凋亡、细胞间相互作用和细胞分化有关。TGF-β 由巨噬细胞、树突状细胞和淋巴细胞分泌。然而，TGF-β 也可以作为促纤维化细胞因子发挥作用 [185]，并激活 SMAD（Smads 或 SMADs）包含一系列结构相似的蛋白质，它们是转化生长因子 β（TGF-β）超家族受体的主要信号转导子，对于调节细胞发育和生长至关重要 [186]。当 TGF-β 与其受体结合时，Ⅰ和 TGF-β 受体类型 Ⅱ 进行组装并激活 Ⅰ 型受体。然后，激活的受体磷酸化受体调节 SMAD（R-SMAD），它与共同介质 SMAD（co-SMAD）结合。这种复合物可以转移到细胞核以激活基因转录 [187]。

囊性细胞中 β- 丰度增加 [188]，导致终末期肾功能衰竭的纤维化，减少上皮间充质转化（epithelial mesenchymal transition，EMT）标记物的丰度 [189]。TGF-β-SMAD 对肾功能不全早期囊肿的形成可能没有重要影响。此外，在 PKD1 L3/L3 小鼠模型中发现 TGFR1 和 TGFR2 的表达升高 [190]。因此，抑制 TGF-β 可以减少囊肿的形成和进展 [189]。然而，TGF-β_2 通过控制细胞外基质（extracellular matrix，ECM）蛋白的合成和细胞黏附来减轻疾病的进展和囊肿的发生 [191]。

细胞外基质是充满细胞外空间的复杂蛋白质网络，它与结缔组织有关，包括各种成分，例如，蛋白多糖、胶原蛋白、弹性蛋白和纤维连接蛋白。其主要功能是支持细胞、细胞间黏附、分化、增殖和分化。

MMP 能够降解 ECM 蛋白。几种类型的 MMP 已被鉴定，包括胶原酶，如 MMP1 和 MMP8、明胶酶、膜型 MMPs 和金属弹性蛋白酶等。MMPs 被金属蛋白酶组织抑制剂（tissue inhibitors of metalloproteinases，TIMPs）抑制。维持 MMPs 和 TIMPs 之间的适当平衡对于 ECM 的正常稳态非常重要。当 MMP 和 TIMP 之间出现不平衡时，可能会引发癌症、关节炎和纤维化等疾病。

在肾脏中，多种类型的 MMP 和 TIMP 表达，包括 MMP-2、MMP-3、MMP-9、MMP-13、MMP-14、MMP-24、MMP-25、MMP-27 和 MMP-28 以及 TIMP-1、TIMP-2 和 TIMP-

3[37]。特别是，MMP-1、MMP-2、MMP-9、MMP-14 和 TIMP-1 与 PKD 相关。胶原表达和 MMPs 活性的增加刺激了 PKD 囊肿的形成[192]。在 SPRD 大鼠模型中，PKD 中的 MMP2 下调，同时 TIMP-1 和 TIMP-2 上调[193]。一些 MMP 和 TIMP，如 MMP-2、MMP-3 和 MMP-9 以及 TIMP-1 和 TIMP-2，与正常细胞相比，在囊性细胞中上调。MMPs 和 TIMPs 的表达增加导致囊膜重塑和增厚，结果囊性内膜细胞可诱发纤维化。因此，雷帕霉素（西罗莫司）可抑制 MMP-2、MMP-14 和 TIMP-2，减少 ECM 的积聚，减轻囊性肾病[194]。同样，通过巴马司他抑制 MMP-14 被报道可以减少囊肿形成和肾脏重量[163]。

有三种类型的 Wnt 信号途径：典型的 Wnt 途径、非典型的平面细胞极性途径和非典型的 Wnt/Ca^{2+} 途径[195]。Wnt 信号调节基因转录、细胞骨架结构、增殖和细胞迁移。在典型的 Wnt 信号通路中，当 Wnt 不存在时，则含有不规则、轴蛋白、糖原合成酶激酶 -3β 和腺瘤性大肠息肉病的复合物降解 β 连环蛋白[196]。另一方面，当 Wnt 存在时，这种复合物被抑制，然后 β 连环蛋白积累并作为转录因子发挥作用。

由于 β 连环蛋白调节 EMT 的过程，Wnt 信号通路与纤维化密切相关[197]。据报道，组成性表达 β 连环蛋白的转基因小鼠模型发展为 PKD，PKD 患者的囊性内衬细胞中 Wnt 信号的活性增加[198]，并且 PKD 患者囊壁细胞中 Wnt 信号的活性增强[99]。Wnt4 的表达，与 EMT 过程密切相关[199]，在显示 PKD 的 jck 小鼠中升高[200]。在发展为 PKD 的 Gpr48$^{-/-}$ 小鼠中，肾脏纤维化伴随 Wnt 信号通路的激活[201]。此外，Wnt 信号对初级纤毛起作用，并调节纤毛的形成[202]。

与正常小鼠相比，具有纤毛蛋白（kinesin family member 3a，KIF3a）和 Bbs1（巴比二氏综合征 1 蛋白是一种蛋白质，在人中由编码 BBS1 基因，Bardet-Biedl syndrome-1，Bbs1）基因敲除的转基因小鼠表现出 Wnt 信号的过度活跃[202]。同样，Wnt/β 连环蛋白信号的上调诱导编码纤连蛋白的基因表达增加，这与纤维化密切相关[202]。因此，Wnt 信号通路的过度激活导致 EMT 频率增加[197]，导致纤维化（图 4-1）。

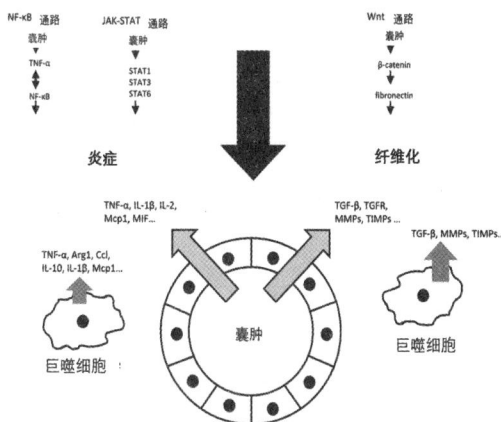

图 4-1　ADPKD 的炎症和纤维化示意图

4.4 结 论

在 PKD 中，已证明在终末期肾脏疾病中炎症反应和纤维化增加。 炎症会引发纤维化，引起囊性内衬细胞膜增厚和重塑。但是，仅炎症和纤维化不能产生 PKD，这也需要在肾脏中发生过度增殖。

随着细胞增殖的增加，某些细胞和细胞因子的丰度也随之增加。巨噬细胞和巨噬细胞分泌的细胞因子积聚在囊肿和尿液中 [33, 159-162]。

此外，PKD 中促炎性细胞因子表达会上调。据报道，TNF-α 浓度的增加会诱导细胞增殖和炎症反应 [165, 169]。TGF-β、MMPs 和 TIMPs 会触发纤维化，尤其是 TGF-β，它作为一种细胞因子参与纤维的形成。MMPs 和 TIMPs 则可诱导细胞重组和胶原及成纤维细胞的积聚。

细胞因子和生长因子丰度的增加会导致炎症的发生。此外，这些分泌因子也能诱导细胞增殖。因此，过度增殖诱导的细胞增殖进一步加速了细胞的增殖，形成了增殖、炎症和纤维化之间的恶性循环。

一些报告表明，抑制参与免疫和纤维化上调的细胞因子可能是 PKD 的一种治疗策略 [176, 181, 189, 194, 203]。然而，据报道，细胞因子的抑制会进一步加剧某些退行性疾病 [176, 191]，可能是因为它们起到促凋亡的作用。因为细胞因子不仅在免疫反应中起作用，而且还与多种信号通路有关。因此，使用治疗药物调节细胞因子的效果必须通过进一步的研究来确定。

第 5 章　ADPKD 原发纤毛的功能研究

摘要：初级纤毛是一种以微管为基础的细胞器，被认为是一种细胞触角，因此与多种信号通路有关的蛋白质，如 Wnt、血小板源性生长因子受体 α（platelet-derived growth factor receptor α，PDGFR α）、刺猬信号（hedgehog signaling pathway，Hh）和机械信号传导都定位在初级纤毛的膜上。在肾脏，初级纤毛从细胞膜延伸到肾小管管腔，以应对流体压力。近年来的研究表明，纤毛蛋白 [包括多囊蛋白-1（PC1）、多囊蛋白-2（PC2）] 和纤毛内转运蛋白（intraflagellar transport,IFT）家族成员的破坏可导致多囊肾病（PKD）的发生，提示原发纤毛的畸形或缺失是 PKD 发病的驱动力。因此，本章将对纤毛缺陷诱导的肾囊肿发生机制以及与 PKD 发生相关的致病性纤毛蛋白进行阐述。

关键词：纤毛；纤毛发生；囊肿发生；纤毛内运输

5.1　初级纤毛

纤毛是从各种脊椎动物细胞的顶膜表面突出的一种纤毛状结构。纤毛被观察到有两种形式，运动的和不活动的，在真核生物中是保守的。长期以来，许多研究都集中在纤毛的运动性上，因为科学家认为不活动的纤毛（现在通常被称为初级纤毛）在进化中退化。然而，越来越多的证据表明，初级纤毛在大多数哺乳动物细胞中调节各种信号通路，初级纤毛能够感知物理和生化信号 [204]，这表明初级纤毛可能代表分布在脊椎动物细胞中的一种感觉细胞器。有趣的是，在人类中，与运动的纤毛相比，静态纤毛在身体中广泛存在。此外，据报道，初级纤毛的结构或功能缺陷与包括发育障碍在内的各种人类疾病的发生密切相关 [205]。因此，研究原发纤毛的功能对于了解脊椎动物的各种病理缺陷具有重要意义。

动态纤毛和原发纤毛有什么区别？原发性纤毛与运动纤毛在结构方面不同。初级纤毛的特征是由 9 对外微管（9+0 微管排列）组成的轴丝。另一方面，在运动纤毛中可以观察到额外的中央微管对[204]。运动纤毛由 9 个外双峰微管围绕一对内微管（9+2 微管排列）组成的轴丝。运动和初级纤毛从分化和静止细胞的基底延伸。基础体来源于中心体向质膜的募集和母体中心粒的转变；因此，细胞周期调节是纤毛组装或拆卸的关键[206]。除了这些结构上的差异外，每个细胞的初级纤毛数目与运动纤毛的数目是不同的，原发性纤毛单独出现在上皮细胞上，而大多数有活动纤毛的细胞有一个或多个活动纤毛[207]。

在脊椎动物中，大多数活动纤毛显示在脑室室管膜细胞、气管和肺上皮细胞以及输卵管细胞上[207]。这些活动的纤毛参与黏液的运动或体液的循环，而初级纤毛则负责感受细胞外刺激和信号转导。事实上，最近的研究表明，包括离子通道、受体和转运蛋白在内的多种蛋白质都定位于纤毛膜和基底部[205]。初级纤毛被认为是遍布各种组织的感觉细胞器，这与运动纤毛相比有着特殊的性质。哺乳动物细胞中的初级纤毛包括肾小管上的纤毛、覆盖角膜的内皮细胞和肝脏中的胆管上皮细胞[208]，表明初级纤毛在光传导、机械信号、化学感觉和渗透传感功能中发挥作用[209]。

5.1.1 纤毛形成

纤毛是大多数哺乳动物细胞中高度保守的细胞器。要组装纤毛，需要几个不同的阶段，统称为纤毛发生。与其他细胞器不同，初级纤毛是一种动态结构，其组装取决于细胞周期的进程，因为参与细胞周期调控的中心粒是纤毛基体形成和成熟的重要组成部分。因此，增殖细胞必须退出有丝分裂周期，进入 G_0 期，以获得游离的中心粒，进行轴突成核[210]。

纤毛形成包括几个有序的步骤。首先，来自中心体的基底细胞形成并聚集到极化细胞的顶膜上，然后与质膜对接融合，然后纤毛形成[211, 212]，最后，纤毛膜和轴丝的伸长通过层内转运过程继续进行[211]。因为所有的蛋白质都是在细胞质中合成的，所以需要在纤毛顶端聚集与纤毛组装或功能相关的蛋白质的系统，这种招募过程称为 IFT[210]。

参与双向运动蛋白复合物的 IFT 蛋白质根据其运动反应分为 IFT-A（IFT43、IFT121、IFT122、IFT139、IFT140、IFT144）和 IFT-B（IFT22、IFT25、IFT27、IFT46、IFT52、IFT56、IFT57、IFT70、IFT74、IFT80、IFT81、IFT88、IFT172）两大类[213]。IFT-A 蛋白的转运方向是从纤毛体顶端到基底部，由运动蛋白 2 介导，因此，这种复合物被认为有助于逆行转运，而 IFT-B 蛋白则依赖于 kinesin-II 驱动蛋白的作用，从基底向纤毛体顶端移动，这个过程称为顺行运输[214]。因此，IFT 蛋白被驱动 II 招募到纤毛顶端，并通过动力蛋白 dynein-2（动力蛋白是一种马达蛋白或分子马达，可将 ATP 高能磷酸键的化学能转化为机械能）返回细胞体，导致 IFT 蛋白的持续循环[210]。

最近的研究表明，大多数 IFT-B 复合蛋白的功能不全会导致体外和体内初级纤毛缩短或缺失 [215-218]，表明这些蛋白质参与纤毛生长和组织内稳态的调节。相比之下，大多数 IFT-A 复合蛋白似乎对纤毛的组装并不是必需 [198-220]。尽管在 IFT-A 复杂蛋白破坏模型中观察到了初级纤毛，但在这些模型中却观察到了由初级纤毛调节的信号通路失调或纤毛蛋白的定位错误 [222]。

5.1.2　初级纤毛调节的信号通路

虽然初级纤毛没有运动性，但这种细胞器在脊椎动物的发育阶段和遗传疾病中具有重要作用 [210]。

大量科学证据表明，与细胞增殖、分化、细胞周期、存活和自噬有关的信号分子定位在初级纤毛的膜上，表明初级纤毛专门用于感知或传递细胞信号。

5.1.2.1　刺猬信号

尽管有报道称纤毛信号传导涉及多种信号传导途径，但 Hedgehog（Hh）信号在初级纤毛中的调节机制已被人们所熟知。Hh 信号在脊椎动物发育过程中高度保守，在调节组织模式和体内平衡方面起着至关重要的作用 [223-224]。在发育缺陷模型中观察到 Hh 信号的失调也与此一致。最近的研究表明，在缺乏 Hh 配体的情况下，Hh 配体结合受体 Patched（蛋白修补同源物 1，protein patched homolog 1，Ptch1）可抑制平滑受体（smoothened receptor,Smo）跨膜蛋白向初级纤毛的聚集 [225]（图 5-1）。然而，在 Hh 配体的存在下，Hh/Ptch1 蛋白复合物被内化到胞浆中，Smo 蛋白积聚在纤毛膜上，通过激活胶质瘤（锌指蛋白，GLI1，也称为神经胶质瘤相关癌基因是一种蛋白质，在人中由 GLI1 编码基因）转录因子导致 Hh 靶基因的表达 [225]。

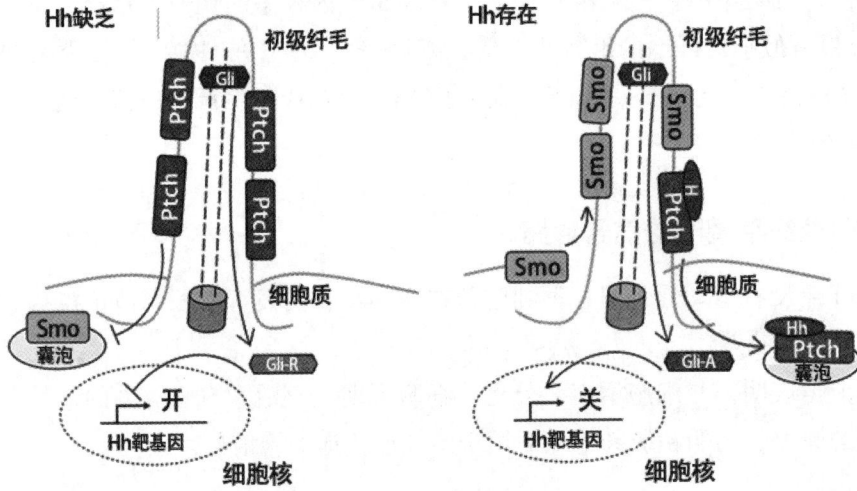

图 5-1 初级纤毛调控 Hh 信号通路

一些研究表明，某些纤毛蛋白与 Hh 信号分子的定位有关。虽然缺乏功能性 IFT25 的突变小鼠（被称为 IFT-B 复合物的一个组成部分）显示出多种发育缺陷，包括生长受限、脐膨出和多指畸形，但 IFT25 缺失的小鼠和细胞仍有纤毛，这表明 IFT25 不需要纤毛形成 [291]。然而，有趣的是，同一研究表明，在 IFT25 缺失突变体中观察到 Hh 信号缺陷，并且 IFT25 参与了 Hh 信号蛋白在纤毛体膜上定位的调节 [226]。其他证据表明，肠细胞激酶（intestinal cell kinase，ICK）是一种纤毛蛋白，调节 Hh 信号传导。肠细胞激酶无效小鼠胚胎表现为内分泌性脑 – 骨发育不良（ECO）综合征样表型，Hh 信号有缺陷。此外，本研究小组提示，成纤维细胞中 ICK 表达的下调导致初级纤毛长度增加，其中 Smo 和 GLI2 蛋白异常定位 [227]。综上所述，这些发现表明初级纤毛和纤毛相关蛋白是纤毛 Hh 信号传导的关键调节因子。

5.1.2.2 机械信号

初级纤毛可以检测到化学和动力学刺激，因为它们暴露在各种激素、生长因子、化学物质、液体流动和细胞外环境的压力下 [228]。在纤毛对细胞外刺激的各种反应中，本节主要介绍了初级纤毛的机械性信号机制。

初级纤毛的机械反应在肾脏生物学中非常明确。典型的机械应力包括接触、压力、流动和振动，其检测统称为机械反应 [228]。在由具有初级纤毛的肾上皮细胞组成的肾小管中，对包括尿流在内的物理现象的机械反应通过肾小管的管腔发生。当液体流经肾小管管腔时，肾上皮细胞的初级纤毛弯曲，导致机械反应开始（图 5-2）。肾上皮细胞原发性纤毛膜上的多囊蛋白 −1（PC1）可识别管腔流动对初级纤毛的破坏。PC1 作为管腔流动的机械感蛋白，将来自细胞外环境的机械应力传递给多囊蛋白 2（PC2），PC2 蛋白定位于肾脏初级纤毛，与 PC1 结合形成一种蛋白复合物，起钙通道的作用[229]。活化的 PC2 蛋白诱导最小的钙离子内流，导致大量的细胞内钙释放 (Ca^{2+} Release activated Ca^{2+}，CICR)[70]。细胞质中钙含量的增加调节了各种与增殖和发育相关的信号通路。

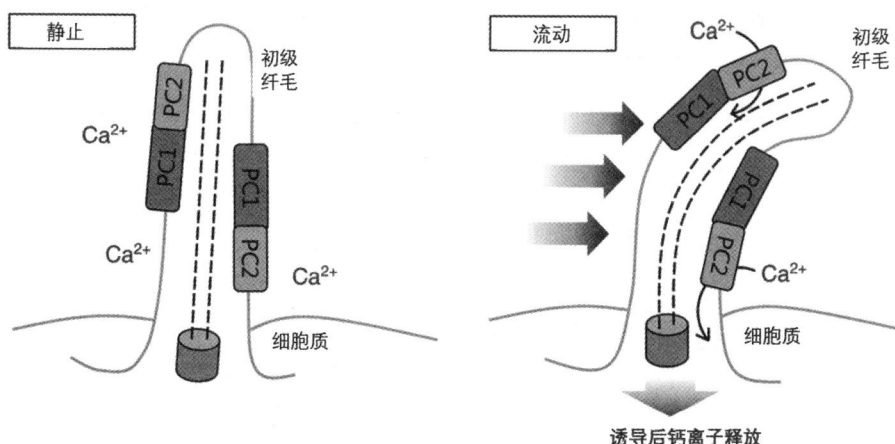

图 5-2 初级纤毛调控的机械信号传导

有科学证据表明，在肾上皮细胞中，初级纤毛通过 PC1/PC2 蛋白复合物发挥机械感受器的作用。Nauli 等的研究小组提示，来源于人类常染色体显性遗传性多囊肾病（ADPKD）肾脏的 PKD1$^{-/-}$ 细胞和囊肿细胞不能对剪切应力做出反应，尽管 PKD1$^{-/-}$ 细胞仍具有初级纤毛[230]。这些发现表明，肾初级纤毛可以作为触角来检测通过肾小管的剪切应力运动，而 PC1/PC2 蛋白复合物有助于肾纤毛中钙介导的机械传导信号[70]。

5.1.2.3 雷帕霉素信号转导的哺乳动物靶点

雷帕霉素（mTOR）信号通路的哺乳动物靶点在细胞大小控制、细胞生长和代谢中起着重要作用[231]。mTOR 信号由两个多蛋白复合物驱动，mTOR 复合物 1（mammalian target of rapamycin complex 1,mTORC1）和 mTOR 复合物 2（mammalian target of rapamycin complex 2,mTORC2）[231]。mTORC1 由 五 种 蛋 白 质 组 成：mTOR、Raptor、GβL、PRAS40 和 Deptor，而 mTORC2 由 6 种蛋白质组成：mTOR、Rictor、mSIN1、Protor-1、mLST8 和 Deptor[134]。当 mTORC1 被氨基酸和生长因子激活时，它将磷酸化 p70S6 激酶（ribosomal protein S6 kinase β−1，S6K，核糖体蛋白 S6 激酶 β−1）和真核翻译起始因子 4E 结合蛋白 1 (eukaryotic translation initiation factor 4E-binding protein 1，4E-BP1)，

以激活蛋白质合成和细胞增殖并调节细胞大小[232]。另一方面，肿瘤抑制因子丝氨酸/苏氨酸激酶(liver kinase B1,LKB1)，通过细胞能量状态传感器 AMP 激活蛋白激酶（AMPK）从而抑制 mTORC1 介导的信号传导[233]。mTOR 通路在肿瘤生物学中得到了很好的研究，但 mTOR 与原发性纤毛之间的调节机制或关系尚不完全清楚。此外，尽管 mTOR 信号被高度激活，被认为是 PKD 的主要致病途径[234]，但原发性纤毛和肾脏中 mTOR 之间的确切关系尚未完全阐明。

然而，2010 年，Boehlke 及其同事的研究小组提出，初级纤毛通过 mTOR 信号传导调节细胞大小[232]。根据本研究的发现，定位于初级纤毛的 LKB1 调节流量依赖 mTOR 活性，剪切应力诱导基底部 AMPK 磷酸化，从而导致 mTORC1 活性受到抑制，细胞缩小[232]（图 5-3）。科学的证据表明，初级纤毛是调节 mTOR 信号的机械感受器，但还需要进一步的研究来确定介导 mTOR 通路调节器向纤毛或基底体聚集的机制，如 IFT。

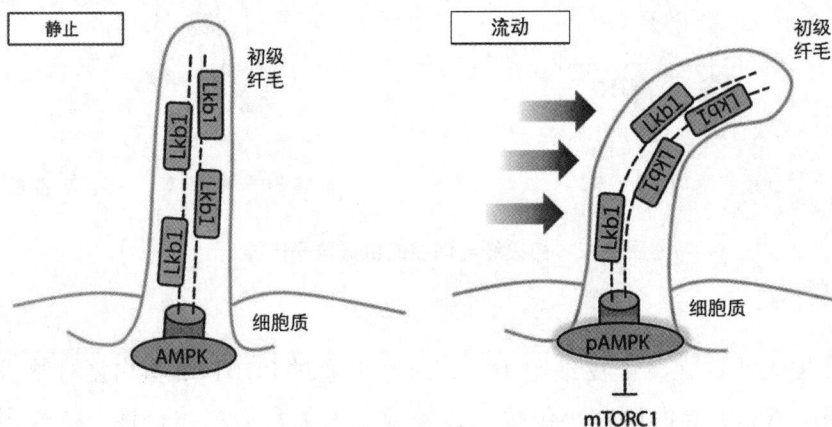

图 5-3　初级纤毛调节的 mTOR 信号传导

5.2　纤毛病变和多囊肾

初级纤毛定位于人体的几乎所有细胞中，作为检测细胞外信号的传感器，可以得知，初级纤毛的功能或结构缺陷与各种人类疾病有关。事实上，原发性纤毛的缺陷与各种疾病的发生有关，包括视网膜变性、肋骨/胸骨缺损、骨盆骨缺损、多指畸形、肝囊肿、脑积水、心脏缺损、智力低下、气道缺损、生殖器缺损、胰腺囊肿和囊性肾[235]。这些多系统的人类疾病被称为纤毛虫病。大多数纤毛疾病都是由纤毛内基因突变引起的，这表明识别突变的纤毛基因的疾病特异性功能对于理解纤毛病至关重要。

在众多的纤毛病变中，我们将重点放在 PKD 上，这是最常见的人类遗传疾病，其特征是在肾小管中形成充满液体的囊肿，从而导致终末期肾病 [236]。近年来的研究表明，PKD 是由原发性纤毛异常引起的，可认为 PKD 是肾脏的纤毛病变。一些研究表明，初级纤毛缺陷与 PKD 的发生有一定的关系。据报道，PKD1 和 PKD2 基因在 PKD 中发生突变，由这两个基因编码的蛋白质定位在肾纤毛的膜上，形成钙通道，对包括通过肾小管的管腔流动在内的机械应力做出反应 [74]。虽然这两个基因的突变并不影响原发纤毛的发生 [132]，在 PKD1 突变细胞中观察到不能增加钙离子通道以应对剪切应力，这表明多囊蛋白缺陷与肾纤毛功能障碍有关 [230]。据报道，与纤毛发生相关的基因包括 IFT20、IFT88 和 NIMA(从未出现在有丝分裂 A 中相关激酶，never in mitosis gene a-related kinase 1，NIMA) 相关的激酶 8 (丝氨酸 / 苏氨酸蛋白激酶，NEK8) 失活导致小鼠出现严重的 PKD 表型 [217, 222, 237, 238]。

有趣的是，纤毛组装所需的基因 (如 IFT20 和 KIF3a) 的丢失导致了缺乏肾纤毛的小鼠出现肾囊性表型 [217, 238]，而一种称为幼年囊性肾（juvenile cystic kidney，JCK）的 PKD 小鼠模型显示，与正常肾脏相比，囊性肾表现出纤毛延长的囊性肾表型 [239]。综上所述，这些发现表明了原发性纤毛缺陷与 PKD 发生相关的信号调节障碍，并提示对初级纤毛和纤毛蛋白的功能研究可能有助于更好地理解 PKD 的发病机制。

5.3　纤毛缺陷 PKD 小鼠模型中信号通路的中断

在 PKD 小鼠模型中观察到细胞增殖、细胞周期、分化、凋亡、炎症、纤维化等信号通路的异常调控。在这些途径中，增殖的增加被认为是 PKD 发生的主要原因。PKD1 基因在小鼠肾细胞中失活可导致严重的多囊肾表型，同时增加囊肿内上皮细胞的增殖 [29]。最近的研究表明，在不同的 PKD 小鼠模型中，有缺陷的初级纤毛或纤毛相关基因的失活诱导了与增殖、分化和发育相关的异常信号通路 [131, 217, 240, 29]。

与此相一致的是，有报道称各种信号通路包括 Wnt、平面细胞极性、mTOR、丝裂原活化蛋白激酶（MAPK）和 Hh 在各种纤毛病变模型中都存在失调。本节将讨论与 PKD 发展相关的主要纤毛体通路。

5.3.1　PKD 合并纤毛缺损时 MAPK 信号通路增加

PC1 和 PC2 蛋白复合物已被证实定位于肾脏的纤毛膜。肾纤毛作为一种机械感受器，与肾小管中的 PC1-PC2 蛋白复合物协同作用，将通过管腔的机械应力转化为细胞内 Ca^{2+} 注入的增加 [241]。

当管状液体流动导致纤毛弯曲时，PC2 钙通道打开，允许 Ca^{2+} 进入纤毛质，导致内质网产生 CICR[242]。事实上，在没有纤毛或没有 PC1 纤毛的肾上皮细胞中，钙在剪切应力作用下的进入被破坏。这些结果表明，诱导细胞内钙增加以响应液体流动，需要完整的初级纤毛与 PC1 和 PC2 蛋白复合物。

与钙离子相关的信号通路对于维持肾上皮细胞的内环境稳定非常重要，因为大多数钙离子相关的信号通路都与肾脏中的细胞增殖有关。事实上，在 PKD 的肾上皮细胞中观察到较低的细胞内钙水平[243]。肾上皮细胞中的钙限制使 MAPK 信号的 cAMP 依赖性激活，导致细胞增殖增加，这是 PKD 发展过程中肾囊肿扩张的典型标志[243]。

5.3.2 纤毛缺损 PKD 中 mTOR 信号的增加

PKD 中另一个与原发性纤毛缺陷相关的异常信号通路是 mTOR[244]。mTOR 信号的不适当激活是 PKD 的共同特征，是由包括 PKD1 和 IFT88 在内的纤毛基因失活引起的，表明纤毛功能缺陷与 mTOR 信号异常有关[245]。事实上，如上所述，已经发现 LKB1 被称为 mTOR 的负性调节因子，它定位于初级纤毛上，并且在液体流动的条件下抑制 mTORC1 的活性[232]。与此相一致，在驱动蛋白家族成员 3a（KIF3a）缺陷小鼠模型的肾脏中观察到 mTOR 信号的激活和肾上皮细胞大小的增加，该模型表现为囊性肾表型，同时，肾纤毛完全丧失[232]。综上所述，这些发现表明，肾脏中的初级纤毛通过对管腔流动的反应激活 mTOR 信号来调节细胞增殖。

5.3.3 PKD 纤毛依赖性囊肿激活机制

原发性纤毛细胞的功能似乎是阴性的。如上所述，通过对 PKD 小鼠各种纤毛基因失活产生的模型的研究支持了这一功能，表明初级纤毛的丢失促进了体内肾囊肿的形成。然而，在 2013 年，一种新发现的机制被称为纤毛依赖性囊肿激活（CDCA）途径被提出。有人认为，失去肾纤毛抑制了体内多囊蛋白的生长[232]。ADPKD 中初级纤毛的功能研究表明，肾囊肿的大小和严重程度与早期多囊蛋白丢失和随后的纤毛消融之间的时间间隔长度有关[232]。当纤毛或多囊蛋白的丢失单独导致肾囊肿的进展时，肾纤毛的退化减少了多囊蛋白失活引起的囊肿生长的进程。这一证据有力地表明，PKD 中囊肿的进展受最初多囊蛋白丢失和随后肾纤毛消失之间间隔时间的调节[232,246]。这是一个新的分子机制，解释了多囊蛋白与肾脏初级纤毛的关系，但与此途径相关的信号分子尚未阐明。因此，明确 CDCA 的相关成分，对研究 PKD 发病机制中尚未解决的问题是至关重要的。

5.4　结束语

初级纤毛被认为是调节哺乳动物细胞中不同信号通路的细胞触角。事实上，与细胞增殖、分化和发育有关的各种信号成分都局限于纤毛。已有研究表明，肾纤毛功能不全与 PKD 的发生有关。新出现的证据表明，纤毛基因的存在与纤毛无关。最近的研究表明，IFT88 蛋白，作为纤毛组装的关键成分，也可以诱导细胞迁移 [247]。这些发现表明，纤毛蛋白不仅具有纤毛依赖性，而且还具有纤毛非依赖性的作用。此外，有报道称，尽管相同的纤毛蛋白在小鼠体内失活 [227,248]，可能有纤毛功能的组织特异性蛋白质。因此，明确纤毛蛋白的纤毛依赖性或纤毛非依赖性的作用以及纤毛功能的组织特异性，将有助于更好地理解包括 PKD 在内的各种纤毛疾病的分子机制。

第 6 章　囊肿发生的表观遗传调控

摘要：表观遗传调控是指基因表达的可遗传变化，不涉及 DNA 序列的任何改变。DNA 甲基化、组蛋白修饰和 microRNAs 基因调控是众所周知的表观遗传调控，它们与多种细胞过程和多种疾病状态（如癌症）密切相关，即使在癌前状态下也是如此。有研究表明，表观遗传改变可能与肾囊性疾病有关，包括常染色体显性遗传多囊肾病，改变的表观遗传因子的恢复可能成为肾囊性疾病的治疗目标，并且预期副作用最小。这篇综述集中于 2000 年以来报道的表观遗传学发现，并认为靶向表观遗传调控作为一种新的治疗方法来控制膀胱发生的潜力。

关键词：表观遗传调控；囊肿；PKD

6.1　表观遗传调控概述

染色质是由细胞核中的 DNA、组蛋白和非组蛋白形成的复合体。复杂的染色质重塑机制使 DNA 能够接近转录因子 [249]。表观遗传调控是指在不改变遗传密码的情况下，通过调控 DNA 与蛋白质的相互作用来控制基因的表达。表观遗传调控包括 DNA 甲基化、组蛋白修饰和非编码 RNA[包括 microRNAs（miRNAs）] 的基因调节，在多种细胞过程和多种疾病状态（如癌前状态下的癌症）中具有重要作用 [250]。在这里，将解释关于 DNA 甲基化、组蛋白修饰和 miRNAs 等表观遗传调控的相关机制。

6.1.1　DNA 甲基化调控转录

DNA 甲基化发生于胞嘧啶 – 鸟嘌呤二核苷酸 (指 DNA 的某个区域，其上的碱基序列以胞嘧啶接着鸟嘌呤出现, CpGs) 上的甲基从 s– 腺苷蛋氨酸到胞嘧啶残基的共价加成，并由 DNA 甲基转移酶介导 [251]。在 DNA 复制过程中，DNMT1 被称为维持性甲基转移酶，主要有半甲基化 DNA[252]；相反，从头甲基化优先由 DNMT3a 和 DNMT3b 介导 [253]。未甲基化的 CpG 被分组成簇，称为 CpG 岛，位于大约 50% 的人类基因启动子附近。启动子区域附近的 CpG 岛的 DNA 高甲基化与组蛋白修饰协同抑制肿瘤抑制基因或 miRNAs 编码基因等特异性基因的表达[254]。

虽然启动子 DNA 甲基化抑制基因表达已被证实，但基因体甲基化对基因表达的影响是相反的。活性基因的基因体是优先甲基化的，而非活性基因体的甲基化水平似乎遵循一种组织特异性模式[255]。此外，最近的一些研究表明，基因体的高甲基化抑制了基因表达，尤其是高表达基因组的表达[256-259]。DNA 甲基化模式与组蛋白修饰模式密切相关。甲基 CpG 结合蛋白 2 可被聚集到沉默启动子的甲基化胞嘧啶（5- 甲基胞嘧啶）中。虽然基因沉默事件的确切顺序仍不清楚，但具有甲基化 DNA 结合域的蛋白质与包含组蛋白脱乙酰基酶（histone deacetylases，HDACs）和组蛋白甲基转移酶（HMT）的大型蛋白质复合物相联系，通过使用 DNMT 抑制剂，如 5- 硫唑嘌呤 -2′- 脱氧胞苷，进一步通过被动去甲基化抑制基因转录[259]。

6.1.2　组蛋白修饰的调控机制

作为表观遗传标记的组蛋白修饰包括组蛋白赖氨酸乙酰化、甲基化和磷酸化，并调节染色质结构和基因表达[260-261]。组蛋白乙酰转移酶介导 H3 和 H4 的 N 末端赖氨酸残基的乙酰化，导致染色质的开放结构。另一方面，HDACs 去除赖氨酸残基的乙酰基，导致染色质结构封闭[262]。同时，组蛋白甲基化是由 HMT 介导的[263]。HMT 有两个家族，分别对精氨酸和赖氨酸残基有特定的专一性[264]。组蛋白甲基化可能与转录激活或抑制有关。组蛋白 H3 在赖氨酸 4 的三甲基化 (H3K4me3) 是一个激活标记，而组蛋白 H3 在赖氨酸 9 的去甲基化 (histone H3K9 dimethylation,H3K9me2) 是一个转录失活标记[265]。组蛋白 N 端尾富含共价修饰的残基，这些不同的修饰可以相互影响。这些标记的排列被称为组蛋白编码[264]。

6.1.3　microRNAs 的生物发生和机制

microRNA 是一种长度约为 22 个核苷酸的内源性小的非编码 RNA，通过靶向靶基因的 3′- 非翻译区来调节基因表达[266]。据报道，单个 miRNA 有可能调节多种 mRNA 转录[267]。

一个转录本可能受多个 miRNAs 调控[268]。所有的 miRNAs 都经过多步骤的处理和成熟。首先，miRNA 基因通过 RNA 聚合酶 Ⅱ 转录成具有一个或多个茎环结构的长初级转录物（pri-miRNAs）。这些 pri-miRNAs 被核糖核酸酶 Ⅲ 酶 Drosha 切割成70 ～ 100 个核苷酸长的前体 miRNA（pre-miRNAs），这些 miRNAs 具有一个 3′ 端发夹结构。前 miRNAs 通过输出蛋白 -5 从细胞核运输到胞浆，然后由细胞质酶 RNase Ⅲ Dicer 进一步加工成成熟的 miRNA 双链。最后，成熟的单链 miRNA 被称为引导链，其表达水平远高于其他链，被纳入 RNA 诱导的沉默复合物（RNA-induced silencing complex，RISC）[269]。另一股被称为客运股，名称末尾用星号（*）表示，已降级。在某些情况下，这两种被命名为 5p 和 3p 的股线都是功能性的，并且在显著的水平上被检测到[270]。miRNA-RISC 复合物通过完全或不完全的碱基配对与靶 mRNA 的 3′-非翻译区结合[271]。动物 miRNAs 通常只与其靶基因的 7~8 个保守种子序列碱基部分同源，可能抑制翻译活性[272]。

6.2　常染色体显性遗传多囊肾病（ADPKD）的表观遗传生物标志物

6.2.1　DNA 甲基化作为 ADPKD 预后的可能生物标志物

异常的 DNA 甲基化模式与某些基因的异常表达密切相关，最终导致癌症等多种疾病[273]。令人惊讶的是，这是因为在细胞发生甲基化过程中 DNA 表观遗传调控的改变似乎是早期的，而且是肿瘤发生过程中的组织特异性事件。DNA 甲基化标记可作为预测 ADPKD 进展的潜在预后标志。近年来，利用临床样本进行全基因组 DNA 甲基化筛选的研究表明，DNA 甲基化可能是 ADPKD 囊肿发生的关键调控机制之一[256]。在本研究中，ADPKD 患者与健康对照组相比，许多涉及细胞转运、钙信号传导、细胞形态发生和细胞黏附的关键调控基因均显著高甲基化，尤其是基因体区。重要的是，在 ADPKD 肾脏的基因体中发现 PKD1 的高甲基化，而不是在启动子区域，这与其表达水平呈负相关。此外，最近的一项研究发现，一个新的候选 DNA 甲基化生物标志物。基于全基因组 DNA 甲基化分析，ADPKD 囊性肾与健康对照肾相比，MUPCDH 基因近端启动子区甲基化程度显著增高。黏蛋白和钙黏着蛋白样蛋白（MUPCDH）在 ADPKD 囊肿衬里上皮细胞中表达下调。更重要的是，在从 ADPKD 患者的尿沉淀中观察到 MUPCDH 启动子的独特 DNA 甲基化模式，并且肾脏体积迅速增加，这表明 MUPCDH 甲基化可能被用作 ADPKD 疾病进展的表观遗传生物标志物[274]。这些研究表明，PKD 基因的甲基化可能是一种潜在的 DNA 沉默机制。

6.2.2　利用 microRNAs 开发 ADPKD 的生物标记

最近的研究探讨了 miRNA 在 ADPKD 发病机制中的作用。成熟肾小管 miRNA 处理酶 Dicer 的缺陷已被证明，在 Dicer 突变小鼠模型（如 Hoxb7/cre、Dicer f/f 和 ksp/cre、Dicerf/f) 中诱发肾小管和肾小球囊肿[275-276]。Dicer 酶 [Dicer，人体内由 DICER1 基因编码，是一种在 RNA 干扰中扮演着重要角色的 RNA 酶，属于Ⅲ型 RNA 酶（RNase Ⅲ）]

的失活导致 miRNAs 的异常处理，包括直接针对 PKD1 的 miR-200 [359]。这些研究表明，miRNAs 可能在 ADPKD 发病机制中起重要作用。

为了识别新的 miRNA 生物标志物和了解 ADPKD 的系统机制，我们利用 ADPKD 啮齿类动物模型和 ADPKD 临床样本进行了 miRNA 分析 [277]。在胚胎期 14.5 d 和 17.5 d，通过微阵列在 PKD1 缺陷小鼠肾脏中进行整体基因表达分析，并使用计算方法预测了 PKD 与 miR-10a、miR-30a-5p、miR-96、miR-126-5p、miR-182、miR-200a、miR-204、miR-429 和 miR-488 的相关性 [278]。通过使用 mRNA 和 miRNA 微阵列的平行分析，在 PKD/Mhm 大鼠模型中鉴定了 8 个上调的 miRNAs（miR-199a-5p、miR-214、miR-146b、miR-21、miR-34a、miR-132、miR-31 和 miR-503）[278]。

另一方面，虽然大多数 miRNAs 存在于细胞的胞浆中，但许多 miRNAs 存在于细胞外和体液中。许多研究表明，循环中的 miRNAs 非常稳定，并且在不同的液体中有不同的表达谱 [279-281]。事实上，在 ADPKD 患者（$n=20$）、其他病因的慢性肾病患者（$n=20$）和 ADPKD 囊肿（$n=10$）、正常成人肾小管（$n=8$）和胎儿小管（$n=7$）的上皮细胞原代培养物中分析了 miRNA 谱和生化特征。在这篇报告中，作者提出 miR-1 和 miR-133b 的抑制在 ADPKD 发病机制中的作用及其作为监测疾病进展的生物标志物的可能性 [282]。然而，这些 miRNAs 作为 ADPKD 进展的潜在生物标志物的确切作用还需要进一步的纵向研究。

6.3　ADPKD 的表观遗传治疗

6.3.1　对 ADPKD 患者 DNMT 抑制剂的影响

在以前的研究中，在 ADPKD 肾组织中发现了 PKD1 和其他与离子转运和细胞黏附相关基因的甲基化 [256, 268]。在这些报告中，DNMT 抑制剂如 5- 硫唑嘌呤 -2′- 脱氧胞苷和 zebularine 的应用可显著延缓嵌入胶原基质中的 MDCK 细胞的囊肿生长，并伴随基因表达水平的恢复，这表明通过药物治疗降低 DNA 甲基化水平可以导致与囊肿形成相关的关键基因集的重新表达。

然而，靶向 DNMT（DNA methyltransferase，DNMT）是有问题的，因为它会随机引起整个基因组甲基化的普遍降低，但不针对特定基因的活化 [283]。然而，DNA 甲基化代表了基因启动子沉默的表观遗传机制，这种机制与多种疾病有关 [284]。在小鼠肿瘤模型中，DNMT 抑制剂已被证明可以减弱肿瘤的发生 [285]。

6.3.2 ADPKD 对 HDAC 抑制剂的影响

最近的研究表明，组蛋白赖氨酸乙酰化可能与 PKD 和慢性肾脏疾病的发病机制有关[286-288]。在 PKD1 中，HDAC 抑制剂抑制了囊肿的生长并保留了肾功能[46, 161, 290, 291-293]，这是在囊肿发生中的 6 种表观遗传调控和 PKD2[287]突变小鼠。曲古抑菌素 A（trichostatin A）是 I 类和 II 类 HDACs 的一般抑制剂，已证明在 PKD1 突变小鼠中可以消除 p53 介导的对 PKD1 基因表达的抑制[286]。此外，HDAC1 诱导 p53 失活，导致 p53 诱导 PKD1 基因转录的抑制[288]。有趣的是，通过以下两种方式可以抑制 HDAC1 的活性，用 HDAC1 抑制剂或 HDAC1 siRNA 诱导的敲除治疗可以导致 PKD2 敲除斑马鱼和 PKD1 突变小鼠的肾囊肿发生延迟[287]。HDAC5 是 II 类 HDAC，负责多囊蛋白依赖性液体流动诱导的肾上皮细胞钙信号传导[294]。在 PKD1 突变小鼠的胚胎肾上皮细胞中观察到 HDAC6 的过度表达[46]。HDAC6 抑制内吞作用并促进表皮生长因子受体的降解，表皮生长因子受体是一种通过调节 α-微管蛋白乙酰化作用刺激膀胱发生的因子[295]。除 HDAC6 外，III 类 HDACs 家族的另一成员 SIRT2 在 PKD1 基因敲除小鼠的内髓集合管细胞和 PKD1 缺陷小鼠肾细胞中上调。SIRT2 在正常细胞周期中通过 α-微管蛋白的去乙酰化来调节纤毛的解体。SIRT2-HDAC6 复合物似乎通过与 α-微管蛋白结合参与 α-微管蛋白的脱乙酰化[296-297]。

因此，这些数据表明，HDAC 抑制剂在 ADPKD 治疗中的潜在临床应用价值。一些 HDAC 抑制剂已经被美国食品和药物管理局（FDA）批准，或者在临床试验中进行了测试[46, 287]。在癌症生物学领域，有人预测 HDAC 抑制剂和条件药物的联合治疗可能比单一药物治疗更有效[262]，表明这种联合治疗也可能是控制囊肿发生的有效策略。

6.3.3 作为 ADPKD 治疗靶点的 microRNAs

miRNAs 已成为 ADPKD 进展的潜在调控因子，被认为是具有吸引力的治疗靶点。最近的研究表明，miRNA 表达模式可能与 PKD 的发病机制密切相关[48, 275, 298-301]

miR-15a 在囊性肾组织中下调，通过直接靶向 CDC25A 来影响细胞增殖和囊肿生长，CDC25A 被称为细胞周期调节因子[48, 301]。miR-17 ~ 92miRNA 簇或 miR-21 的过度表达促进了 PKD 小鼠囊肿的生长。

有趣的是，与 KIF3 敲除或 PKD2 敲除小鼠相比，通过双敲除 KIF3α-miR-17 ~ 92 or PKD2-miR-21 对这些 miRNA 的抑制显著降低了囊肿的生长[48]。特别是 miR-17 和相关 miRNA 家族也代表了有吸引力的标致靶标，因为它们抑制了参与囊促通路的基因集，如 mTOR 通路和 PKD1[302]。基于 miRNA 的治疗技术已被提出，包括使用合成寡核苷酸[303]。拮抗剂如胆固醇偶联 2′-O-甲基修饰寡核苷酸或反义锁定核酸序列可用于抑制特异性 miRNA 活性。例如，antimiR-192 可使包括肾脏在内的多个器官中的 miR-192 抑制 [304]；或者在 miRNA 诱导的疾病发展减少的情况下，具有类似内源性 miRNA 结构的 miRNA 前体可用于基于 miRNA 的 ADPKD 治疗 [305]。

综上所述，为了确定与 ADPKD 发病机制相关的 miRNA 谱中的其他潜在治疗靶点，在不久的将来，将需要详细的体内研究，包括考虑 miRNA 在体内的传递特性和耐久性。

第三部分 ADPKD 的治疗途径和诊断标记物

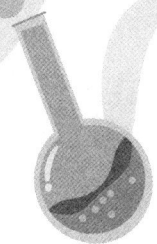

第 7 章 ADPKD 有效治疗靶点的动物模型验证

摘要：包括 PKD1 或 PKD2 缺陷小鼠在内的各种多囊肾病 (PKD) 动物模型已被成功地用于寻找新的治疗靶点以及阐明 PKD 囊肿形成的多种机制。基于几项成功的活体研究，使用 PKD 动物模型的临床前方法将有助于 PKD 潜在治疗策略的发展。在这里，我们提供目前通过体内评估 PKD 候选治疗获得的最新证据，并讨论治疗靶点的作用。

关键词：PKD；动物模型；治疗靶点

7.1 各种多囊肾病 (PKD) 动物模型可用于揭示 PKD 致病基因的生物学功能

PKD 的最初发展是由细胞增殖增加推动的。然而，随着疾病的进展，PKD 也可发生凋亡、分化、纤维化、信息功能紊乱等，提示 PKD 是一种由多条信号通路缺陷引起的复杂疾病。基于 PKD 的这一特点，许多研究小组建立了 PKD 小鼠模型，以了解 PKD 发生发展的生理机制，筛选治疗 PKD 的有效靶点。PKD 啮齿动物模型具有共同的致病表型，包括多个肾单位段的囊肿形成和细胞增殖增加，但在进展过程中表现出不同的特征囊肿形成、寿命和肾纤毛表型。在这一部分中，介绍了成熟的 PKD 啮齿动物模型的形态学特征和信号变化。

7.1.1 PKD1 或 PKD2 靶向小鼠模型

PKD1 基因突变被认为是人类 PKD 发生发展的代表性原因，也是 PKD 最常见的遗传性突变 [100]。因此，我们建立了 PKD1 靶向小鼠，以评价 PKD1 在体内的生物学功能。而 PKD1 基因敲除小鼠表现出胚胎致死性，并伴有肾囊肿、肝囊肿以及心血管和骨骼发育异常 [306]，肾脏特异性 PKD1 失活的小鼠模型通常存活到出生 [29]。

PKD1 基因有条件靶向的肾脏从出生后第 1 天 (P1) 到 P14 显示出快速的囊肿形成，

细胞增殖增加，随后 MAPK/ERK 通路被激活 [29]。另一个在人类 PKD 中突变的基因是 PKD2，它导致了大约 15% 的家族性常染色体显性遗传 PKD(ADPKD) 病例 [100]。为了揭示 PKD2 失活的生理效应，各种 PKD2 靶向的 PKD 小鼠已经产生。PKD2 纯合子基因敲除突变小鼠表现出与 PKD1 纯合子小鼠一样的胚胎致死性，并表现出身体水肿、心脏缺陷以及肾脏和胰腺囊肿 [100]。除了 PKD2 结构性基因敲除小鼠外，还产生了 PKD2 转基因小鼠 [307]。对这些转基因小鼠的组织学分析表明，18 个月大的转基因小鼠的肾囊肿起源于一系列肾单位节段。此外，在该转基因小鼠模型的囊性肾脏中观察到 B-Raf/MEK/Erk 信号的激活。这些多囊蛋白靶向的小鼠模型表明，多囊蛋白在胚胎发育过程中发挥作用，多囊蛋白缺陷通过激活 MAPK/ERK 通路诱导囊性肾表型，导致细胞增殖增加。

7.1.2 以 IFT 相关基因为靶点的 PKD 小鼠模型

第一个表明纤毛功能障碍与 PKD 发展关系的 PKD 小鼠模型是由 IFT88(Tg737, polaris) 突变诱发的多囊肾 (oak ridge polycystic kidney，ORPK) 小鼠，属于 IFT-B 复合体 [307]，这个模型显示了一些由纤毛故障引起的异常表型。据报道，在这个模型中观察到了肾囊肿、脑积水、胰腺异常和骨骼结构的异常模式 [308-309]。此外，在 ORPK 小鼠的胰腺和肾脏细胞中观察到纤毛细胞的数量和纤毛结构的异常 [308, 215]。

除了 ORPK 小鼠模型外，各种 IFT 相关基因失活诱导的 PKD 小鼠模型已经发展起来。靶向 IFT 复合物 B 亚单位的 PKD 小鼠模型之一是由肾脏集合管细胞中 IFT20 的特异性失活诱导的 [217]。该模型显示肾囊肿进展严重而迅速，纤毛完全丧失，导致 Wnt 信号改变。除了 IFT20 靶向的小鼠模型外，属于 IFT-B 复合物的 IFT25 和 IFT27 在体内被结构性灭活。有趣的是，虽然 IFT25 和 IFT27 是参与纤毛组装的 IFT 复合物 B 的亚基，但这两个基因的失活对纤毛结构没有影响 [226, 240]。

在这些模型中，纤毛的表型看起来正常，但它们表现出多种发育缺陷，如骨骼功能障碍、脐膨出和多指畸形，以及 HH 信号的改变。不仅产生了 IFT 复合物 B，而且还产生了以 IFT 复合物 A 为靶点的小鼠。一个由 IFT 复合物 A 失活引起的具有代表性的 PKD 动物模型是在肾脏集合管细胞中具有 IFT140 条件等位基因的小鼠 [240]。一般来说，IFT 复合物 A 的亚基参与了纤毛的解体，因此可以想象，IFT140 的失活可能会导致纤毛长度的增加。然而，在具有 PKD 表型的 IFT140 缺失的肾脏集合管细胞中观察到初级纤毛严重缩短或缺失 [240]，提示正常的纤毛功能是维持肾上皮细胞内稳态的重要因素，纤毛结构或功能缺陷通过促进细胞增殖参与 PKD 的发生。

7.1.3 幼年囊性肾和先天性多囊肾小鼠

幼年囊性肾 (juvenile cystic kidney，JCK) 小鼠是由 NEK8 基因的错义突变产生的 [238]。

该小鼠模型显示多个肾单位节段的肾囊肿，寿命为 20～25 周[311]。该突变基因的蛋白产物在肾脏初级纤毛的全长中观察到，并导致 JCK 小鼠肾脏中延长的初级纤毛中多囊蛋白的异常定位[312, 240]。有趣的是，JCK 小鼠的肾脏表型在囊肿形成的过程中表现出性别二型性，雄性小鼠由于性腺激素的原因表现得更为严重[239]。

先天性多囊肾 (CPK) 小鼠是具有编码囊蛋白的 Cys1 基因突变的 PKD 模型之一，该突变定位于使用动物模型纤毛初步验证 ADPKD 的有效治疗靶点[3]。在 CPK 小鼠中观察到的大多数囊肿来自集合管和近端小管，并伴随着原癌基因和生长因子表达的增加以及与细胞黏附相关的基因表达的改变[310, 313-314]。

Han：SPRD Cy 大鼠模型是由 PKD1(也称为 Cy 和 ANKS6) 基因的错义突变引起的[311]。PKD1 基因编码的 SamCystin 蛋白主要在出生后早期肾脏和近端肾小管中表达。在这个大鼠模型中，PKD1 基因点突变导致 SamCystin 的异常表达和错误定位[311]。与纯合子突变大鼠 (Cy/Cy) 相比，杂合子突变大鼠 (Cy/+) 的肾脏显示出轻微的 PKD 表型进展[315]。此外，Han：SPRD Cy 大鼠模型表现出性别特异性的肾脏表型。与雌性大鼠相比，雄性 Cy/+ 大鼠的肾脏表现出更严重的肾囊性表型，这影响了 Cy/+ 大鼠模型雄性和雌性的平均寿命[315]。

7.2　PKD 治疗的潜在候选靶点

目前，还没有 FDA 批准的治疗 ADPKD 的方法。然而，最近的研究已经提出了一些与囊肿发生相关的有希望的靶点和分子途径，为潜在的治疗干预提供了新的见解。ADPKD 的主要治疗方法集中在抑制囊性细胞增殖和液体分泌[316-319]。最近，针对纤毛功能、膜鞘糖脂、细胞外基质和表观遗传恢复的肾素 - 血管紧张素 - 醛固酮系统的抑制也在研究中[320, 25, 46]。在这里，我们根据 PKD 啮齿动物模型中的药物靶点，对 ADPKD 候选药物和当前的试验进行综述。

7.2.1　环磷酸腺苷 (cAMP) 依赖性信号抑制剂

cAMP 是一种众所周知的调节因子，参与囊液积聚[321-322]，而升高的 cAMP 水平刺激 ADPKD 中 B-Raf/MEK/ERK 通路的激活[129]。已有报道显示，一些针对加压素和生长抑素途径的激动剂可以导致 cAMP 积累[87, 152]。

7.2.1.1　*加压素 V2 受体拮抗剂*
集合管上的加压素受体 (V2R) 与加压素结合，通过激活腺苷酸环化酶增加 cAMP 的积累。加压素 V2R 拮抗剂 OPC-31260 和 OPC-41061(加压素拮抗剂) 已被证明能减少四种肾囊性疾病啮齿动物模型 (CPK 小鼠、Pcy 小鼠、PCK 大鼠和 PKD2ws25/– 小鼠) 的肾脏 cAMP 和囊肿发生 [128, 150, 323]。加压素拮抗剂在治疗高容量或全容量低钠血症和充血性心力衰竭方面是有效的 [324]。

这些有希望的临床前结果已经转化为加压素拮抗剂对 PKD 和结果管理的有效性和安全性 (TEMPO)3 : 4 计划下的临床试验 [325-326]。TEMPO 3 : 4 试验设计为为期 3 年的多中心随机安慰剂对照试验 (n=1445)，调查总肾体积 (total kidney volume，TKV)、PKD并发症和药物安全性的变化。在接受加压素拮抗剂治疗 3 年的 ADPKD 患者中，与安慰剂组相比，TKV 的增加率降低了近 50%(每年 2.8%vs.5.5%，p<0.001)。加压素拮抗剂也被证明可以改善肾功能的下降 [326]。这一结果与最近一项研究的结果一致，该研究评估了加压素拮抗剂在日本亚群 (n=177) 中的有效性 [327]。但长期服用加压素拮抗剂，耐受性降低，不良反应明显。例如，在停用加压素拮抗剂后，治疗组中有 8.3% 的患者出现了严重的水深症和转氨酶浓度升高，这表明有可能发生急性肝功能衰竭，TKV 的进展速度与治疗前相同 [326]。总体而言，加压素拮抗剂是第一个被证明对 ADPKD 治疗有益处的药物治疗干预 [328]。目前，TEMPO 4 : 4 试验正在美国进行，加压素拮抗剂已在欧洲和日本被批准用于 ADPKD 的药物治疗。

7.2.1.2 生长抑素类似物

生长抑素激动剂奥曲肽被证明在一小部分 ADPKD 患者中有效地减缓了肝和肾囊性疾病的进展 [329] 和 PCK 大鼠模型 [153] 奥曲肽激活肾脏中表达的生长抑素 SSTR2 受体，显著降低细胞内 cAMP 水平，从而减缓囊肿生长和疾病进展 [330]。

Ruggenenti[329] 证实奥曲肽降低了意大利 12 名 ADPKD 患者的 TKV。虽然这是一项小范围的短期先导性研究，但他们观察到 TKV 增加的速度和囊肿大小都有所减少，只有轻微的不良事件，如胃肠道疾病。在一篇后续论文中，一项长期、随机、安慰剂对照和多中心试验中评估了奥曲肽的疗效 [128,331]。本研究将肾小球滤过率 >40 mL/(min·1.73m²) 的成人 ADPKD 患者随机分为两组，奥曲肽长效缓释剂 (LAR)(n=40) 或 0.9%(v/v) 氯化钠溶液 (n=39)，每 28 天肌注 2 次，疗程 3 年。结果，在 1 年的随访中，奥曲肽 LAR 组的平均 TKV 增加明显小于安慰剂组 (46.2 mLvs.143.7 mL，P=0.032)。然而，在 3 年的随访中，平均全膝关节容积在两个治疗组之间有显著差异 (220.1 mLvs.454.3 mL，P=0.25)。这一结果表明，由于生长抑素受体的下调或脱敏，可能会发生快速停滞 [332]。

值得注意的是，在奥曲肽 LAR 组中，肾小球滤过率 (glomerular filtration rate, GFR)最初的短期下降与随后的 GFR 下降相关，这表明在接受生长抑素治疗时，GFR 初始下降较大的参与者似乎表现出较慢的肾功能衰竭的长期进展 [331]。总体而言，与以前的ADPKD 试验相比，生长抑素类似物在所有参与者中显示出相对安全和良好的耐受性。

目前，一项旨在研究另一种生长抑素类似物兰瑞肽对 ADPKD 肾功能的影响的后续研究，即阻止 ADPKD 进展的正在开发的干预措施 (DIPAK1) 研究，主要在欧洲进行 [333]。

7.2.2　雷帕霉素 (mTOR) 抑制剂的哺乳动物靶点

mTOR 是一种丝氨酸 / 苏氨酸激酶，参与促进细胞增殖、细胞分裂、转录和蛋白质合成。有趣的是，mTOR 信号通路在 ADPKD 小鼠模型的囊肿衬里上皮细胞中异常上调，可能是由于 PC1 调控的丧失 [153, 334]。

雷帕霉素也被称为西罗莫司，通过与 FK506 结合蛋白结合来抑制 mTOR 激酶活性 [335]。在临床前研究中，包括西罗莫司和伊维洛莫斯在内的 mTOR 抑制剂，在几种 ADPKD 啮齿动物模型中被证明在减少肾囊肿发生和改善肾功能方面非常有效。然而，评估 mTOR 通路抑制的研究中的两个关键的随机第二阶段试验未能证明任何一种药物对 TKV 或估计的肾小球滤过率的治疗效果 [336-338]。

此外，两项研究都表明，使用 mTOR 抑制剂治疗会导致治疗特有的副作用，包括免疫抑制、腹泻、痤疮和黏膜炎，并受到 mTOR 抑制程度不足的限制 [339]。因此，Novalic 教授应该考虑在几种啮齿动物模型中，这些药物被证明能显著减少囊肿生长的剂量很高（大约是临床试验中使用的剂量的 10 倍）[340]，并仍在努力克服 mTOR 抑制剂的全身毒性，以增强药物对肾脏的特异性。一种可能的方法是使用叶酸结合的药物作为肾脏特异性靶向的候选药物，因为叶酸受体在近端小管细胞的顶膜上过度表达。事实上，2012 年的一项研究表明，在 Bpk 小鼠模型中，叶酸偶联雷帕霉素 [(0.3mol/(kg.d)] 治疗有效地减缓了肾囊肿的发展，并保存了肾功能，没有不良事件 [341]。

7.2.3　他汀类药物

他汀类药物通过抑制 HMG-CoA（羟甲基戊二酰辅酶 A 还原酶抑制剂，hydroxy methylglutaryl coenzyme A reductase inhibitor，HMG-CoA）还原酶在临床上被广泛用于降低胆固醇。在 Han : SPRD 大鼠模型中，他汀类药物也被证明可以减少肾囊肿的发生并改善肾功能 [342-343]。

最近，有报道，将 110 例青壮年 ADPKD 患者随机分为普伐他汀或安慰剂组，治疗 3 年，以确定普伐他汀治疗 ADPKD 的疗效。在研究期间,TKV 的增加率没有明显降低 (普伐他汀 : 23%*vs.* 安慰剂 : 31%，P=0.02)[344]。然而，在 49 例成人 ADPKD 患者 2 年的随机临床试验中，普伐他汀组和安慰剂组之间的肾功能或尿蛋白排泄无明显变化，因此，很难确定普伐他汀的疗效 [345]。

7.3 其他试图确定 ADPKD 潜在治疗靶点的临床前试验

其他针对细胞增殖的治疗策略也被研究过，包括直接抑制参与 Raf/MEK/ERK 信号通路的细胞增殖调节蛋白。索拉非尼是一种非选择性的 Raf 抑制剂，它最终降低了 ERK 的激活，在三维胶原凝胶中培养的人 ADPKD 囊性细胞中，索拉非尼在体外完全抑制了囊肿的生长 [30]。然而，出乎意料的是，给 PKD2 条件基因敲除小鼠服用索拉非尼促进了肝囊肿的生长 [341]。另一组报道了另一种小分子 Raf 抑制剂（PXL5568）在没有改善肾功能的情况下延缓了 han：SPRD 大鼠模型的肾囊肿的扩张 [29]。

在另一项试验中，二甲双胍，一种 AMP 激活的蛋白激酶 (AMPK) 激活剂，通过激活 AMPK 并抑制 mTOR 和 CFTR，抑制了在胶原凝胶和体内 PKD1 条件基因敲除小鼠体内培养的 MDCK 细胞的囊肿生长 [346]。此外，随着葡糖基神经酰胺（GlcCer）的升高，鞘糖脂代谢的改变可能在促进囊肿的发展中起着重要作用。在 ADPKD 小鼠模型中，抑制 GlcCer 的合成是通过抑制 Akt/mTOR 通路来阻止细胞周期进展和增殖 [320]。

肾囊肿主要由细胞增殖调节失调、钙离子失衡以及 PC1-PC2 蛋白复合物功能障碍引起。大多数临床前试验都集中在 cAMP 信号、加压素 V2R 和以 mTOR 或 MAP 激酶为中心的信号通路上。然而，越来越多的证据表明，ADPKD 的进展似乎受到囊肿衬里上皮释放的囊肿内累积因子的影响 [347]。体液分泌主要是由异常的氯化物、EFFL 和 UX 通过囊膜纤维化跨膜电导调节器 (CF transmembrane conductance regulator，CFTR) 或其他特异性转运蛋白加速进入囊腔的 [348]。

在几个临床前试验中，已经尝试了使用天然化合物针对 CFTR 或其调节机制的方法 [349]。其中，甜菊醇是首次从甜叶菊植物中分离得到的天然化合物，能有效延缓 ADPKD 小鼠的包囊发育。所用啮齿动物模型为 PKD1 f/f：Pkhd1-cre，其中，PKD1 仅在肾小管上皮细胞有条件地被敲除，导致 ADPKD。甜菊醇处理延缓了 PKD1f/f：Pkhd1-cre 中肾囊肿的生长，并增强了肾功能，表现为血尿素氮和肌酐水平降低。甜菊醇抑制疾病进展的具体机制是通过激活 AMPK 的 CFTR 信号通路介导的。CFTR 的低表达随后抑制了甜菊醇注射小鼠的液体分泌和细胞增殖，并最终减轻了疾病的表型 [350]。

其他一些试验针对的通常是伴随 ADPKD 进展的信息或纤维化。在测试的干预措施中，血管紧张素转换酶抑制剂有效地改善了 Han：SPRD 大鼠的肾囊肿发育并改善了肾功能 [334, 351]。

血管紧张素本质上刺激前炎症因子的产生和细胞增殖，因此，合理地抑制其合成可以减轻疾病。另一种被评价为 ADPKD 靶向信息的药物是吡咯烷二硫代氨基甲酸酯，它既有抗炎作用，又有抗增殖作用。这种药物治疗明显降低了雄性 Lewis 多囊肾大鼠的 TKV，从而使肾脏重量与总体重的比率降低了约 25%。然而，在细胞增殖、间质炎症和纤维化方面没有发生变化，导致对肾功能没有影响 [352]。凋亡调控机制也被认为是另一个潜在的靶点。

IDN-8050 抑制 caspase-3[半胱氨酸蛋白酶，是细胞凋亡过程中最主要的终末剪切酶，也是细胞毒性 T 淋巴细胞（CTL）杀伤机制的重要组成部分] 活性 5 周后，Han：SPRD 模型大鼠肾脏肿大和囊肿体密度分别减少 44% 和 29%，能增强肾功能，下调细胞增殖和凋亡。同样的药物也只需 3 h 的治疗就能观察到这些疗效，这意味着不一定需要长期服用才能有效地缓解疾病表型 [353]。

通过在 CPK 和 JCK 小鼠体内注射 CDK 抑制剂罗斯科维汀，也验证了靶向凋亡抑制 PKD 进展的间接效应。使用罗斯科维汀治疗的小鼠表现出延迟的肾囊肿发育，阻滞了细胞周期和细胞凋亡 [154]。此外，一项使用洛伐他汀的临床前研究显示，洛伐他汀对 Han：SPRD 大鼠的代谢分布有治疗作用。洛伐他汀是一种降脂治疗药物，它在治疗 Han：SPRD 大鼠模型中的应用导致了肾囊肿的缓解和肾功能的增强以及代谢的改变 [354]。

最后，饮食调节被认为是 ADPKD 的另一种新的潜在治疗选择。限食有效地延缓了 ADPKD 的进展，减少了肾囊肿的体积，减少了间质炎症，并减少了肾功能损害。这些变化是通过调节 mTOR 和 AMPK 活性来调节的 [355]。在这些方面，针对除引发疾病的主要机制之外的其他疾病刺激因素可能是确定 ADPKD 新治疗靶点的另一种策略。

第 8 章　ADPKD 患者作为生物标志物的诊断评价

摘要：2016 年，常染色体显性遗传多囊肾病 (ADPKD) 患者有了新的治疗方法。由于囊肿的生长和肾功能的长期下降，对 ADPKD 的治疗效果的评价一直是非常困难的。因此，寻找反映疾病进展的"较好"的替代标志物或生物标志物一直是人们非常感兴趣的问题。ADPKD 中的生物标志物应具有三个临床意义：①应反映疾病的严重程度；②应区分预后差和预后好的患者，以选择从治疗中获益较好的患者；③当显示较复杂的情况后，应该易于评估治疗后的短期结果。在这里，将讨论目前可用的替代生物标志物，包括总肾脏体积和尿分子标志物。

关键词：多囊肾；常染色体显性；生物标志物；患者选择；预后；治疗结果

8.1　简　介

常染色体显性遗传多囊肾病 (ADPKD) 是最常见的遗传性肾病，以进行性多囊形成、增殖和凋亡为特征，最终导致间质性肾间质纤维化和终末期肾病 [356]。它是由 PKD1 或 PKD2 基因的遗传突变引起的，但它不是一种先天性疾病，因为表型只开始于成年期初期。此外，肾功能在早期阶段保持稳定，因为肾小球过度滤过补偿了健康肾小球的进行性丢失，而健康肾小球在诊断后几十年才会导致肾功能衰竭。有趣的是，即使在一个家庭中，个体成员也会表现出不同的预后。因此，它不是一种纯粹的"遗传"疾病，而是一种"遗传—环境"疾病。

2007 年，已经有几种新的治疗方法被引入以减缓 ADPKD 的疾病进展速度。由于 ADPKD 在囊肿形成后进展缓慢，典型的疾病发展结果，如 ESRD 时间或患者生存时间，在研究 ADPKD 的治疗效果时往往没有用处。因此，开发患者和肾脏转归的替代终点或替代生物标记物已经引起了研究者的极大兴趣。替代生物标志物应满足以下条件。首先，它们应该反映疾病的严重程度。其次，他们应该预测疾病的快速发展，可以区分在治疗中受益的高危患者。最后，它们应该容易和方便地评估短期内的疾病进展。在此，将讨论目前可用的替代生物标志物在 ADPKD 患者中的诊断价值。

8.2　生物标志物作为疾病快速发展的预测指标

由于肾功能只有在疾病的晚期才会下降，因此，需要澄清预测肾脏疾病进展的早期生物标志物。本部分将寻找用于评估 ADPKD 预后的标志物 (表 8-1)。

表 8-1　生物标志物作为疾病快速发展的预测指标

	PKD1>PKD2
	PKD1 中的截断突变 > 框内突变 > 错义突变
遗传因素	第二等位基因 (亚型等位基因) 的病理性突变
	修饰基因
	蛋白激酶 D1 的高甲基化
	确诊时的年龄
人口因素	男性 > 女性
	早期 ESRD 家族史 <55 岁
	高度调整 TKV%600 mm/m
	早发高血压 <30 岁
	重度高血压
临床因素	既往肉眼血尿病史 (恶性)
	蛋白尿
	反复尿路感染或脓尿

8.2.1　遗传因素

ADPKD 是一种涉及 PKD1 和（或）PKD2 突变的遗传性疾病。分子诊断的最新进展使我们能够更准确地预测 ADPKD 患者的肾脏疾病进展。不仅是基因的类型，而且突变的类型或位置也会对预后产生影响。

8.2.1.1 位点异质性

ADPKD 具有遗传异质性，囊性表型是由不同染色体位点的基因突变引起的：PKD1（染色体 16p13.3）和 PKD2（染色体 4q21），这就是所谓的位点异质性。此前，由于家系不能通过连锁分析从 PKD1 或 PKD2 中发现病理性突变，因此，提出并搜索了第三个基因位点的可能性 [357]。然而，通过突变筛查对"PKD3 家系"的临床数据和遗传样本进行重新分析，发现"PKD3"不太可能存在 [358]。因此，目前普遍认为只有 PKD1 和 PKD2 基因与 ADPKD 的发生有关。

具有 PKD1 突变的患者通常比 PKD2 突变的患者表现出更严重的 ADPKD，表现为高血压发病较早，诊断较早，肾脏较大，肾功能下降较快，ESRD 发病较早。在欧洲 PKD1-PKD2 队列研究中，与 PKD2 家系相比，PKD1 家系出现终末期疾病或死亡的时间更早 (53.0 岁 *vs*.69.1 岁)[103]。PKD2 家系中其他临床表现如高血压、血尿或尿路感染的发生率也较低。同样，与 PKD2 突变的患者相比，PKD1 突变的患者在肾脏中有更多的囊肿，从而导致肾脏体积更大 [359]。

8.2.1.2 等位基因异质性

PKD1 和 PKD2 基因表现出高度的等位基因异质性。在每个基因中，不同类型和不同位置的突变会导致囊肿形成。这些变异突变被收集并在 ADPKD 突变数据库 (PKDB, http://pkdb.mayo.edu/) 中报告。到目前为止，数据库中已经描述了 1273 个 PKD1 致病突变和 202 个 PKD2 致病突变。2012 年，人们研究了等位基因异质性在调节疾病严重程度中的作用。PKD 放射成像研究联盟 (CRISP) 的研究人员发现，PKD1 中的错义突变表现出与 PKD2 表型相似的轻度表型 [106]。Genkyst 团队的另一项研究比较了 387 例 PKD1 截断突变患者、184 例 PKD1 非截断突变患者和 133 例 PKD2 突变患者的肾脏存活率 [107]。

结果显示,PKD1 非截断突变 (框内突变或错义突变) 患者与 PKD1 截短突变患者相比，终末期肾病发病延迟 12 年 (68 年 *vs*.56 年，$P<0.0001$)，而 PKD1 非截断突变 (框内突变或错义突变) 患者发生终末期疾病的时间比 PKD1 截短突变患者延迟 12 年 ($P<0.05$)。有趣的是，最近的研究表明,PKD1 非截断突变可以根据基因剂量显示不同的肾脏预后 [360]。例如，一些 PKD1 错义突变会导致与 PKD2 突变类似的较轻微的疾病，而另一些 PKD1 错义突变则会表现出有害的后果，如 PKD1 截断突变。PKD1 非截断突变中不同突变位置的等位基因效应有待进一步阐明。

8.2.1.3 亚形等位基因

减少但不会消除基因功能的突变是亚形的。ADPKD 中的亚型等位基因可以被证明是一种温和的表型，但当它们与第二个等位基因上的致病性突变一起出现时，可能会导致严重的疾病 [113, 360]。

这一现象可以解释为什么来自轻度表型家族的一些成员表现出极严重的疾病形式。分离研究可能有助于找出家系内的亚型等位基因效应 [360]。

8.2.1.4　基因修改

家庭内变异性是 ADPKD 的另一个特征。位点异质性和等位基因异质性可以解释不同家系间疾病严重程度的差异。然而，在相同的家系中，家庭成员可能表现出不同的肾脏疾病进展 [361]。

这部分可以用修饰基因效应来解释。几个基因多态性，如血管紧张素转换酶 (angiotensin-converting enzyme，ACE)、内皮型一氧化氮合酶可能与预后较差有关 [362-364]。

8.2.1.5　表观遗传修饰

近年来，表观遗传修饰对 ADPKD 表型的影响已成为科学研究的热点。表观遗传调控被定义为外部或环境因素的修饰，这些外部或环境因素开启和关闭基因，并影响细胞读取基因的方式，而不是改变 DNA 序列 [365]。

表观遗传调控包括 DNA 甲基化、组蛋白修饰和 microRNA（miRNA）的基因修饰。ADPKD 患者显示 PKD1 基因和其他与囊肿发生相关的基因高甲基化，随后 PKD1 表达下调 [256]。此外，组蛋白去乙酰化酶 (histone deacetylase activity，HDAC) 在 ADPKD 肾脏中被激活，导致 PKD1 基因表达失调，扰乱肾上皮细胞钙信号调节，随后囊肿形成并发展 [46]。最近，越来越多的证据表明，miRNA 失调与囊性肾病的发病机制有关 [49, 301, 366]，miRNA 可以成为 ADPKD 进展的潜在生物标志物 [282]。因此，表观遗传修饰可能成为 ADPKD 的治疗靶点。

8.2.2　人口统计学和临床因素

除了影响 ADPKD 的罪魁祸首基因外，不可修饰和修饰因素也会影响 ADPKD 肾脏疾病的进展。由于基因分析不是诊所的常规诊断工作，因此，收集人口统计学和临床因素以及家族史对确定预后和为每位患者提供咨询非常有帮助。

8.2.2.1　诊断年龄

患有早期严重疾病的儿童在随访中显示出更快的肾脏容量增长和更快的肾脏功能下降 [367]。另一项研究表明，与 18 个月大以后被诊断出的孩子相比，被诊断为 PKD <18 个月的孩子表现出更大的肾脏和严重的高血压 [368]。

同样，PKD1 基因型患者的囊肿比 PKD2 基因型更多，但两种基因型之间的生长率没有差异 [359]。总之，这些结果表明，在早期诊断 ADPKD 可能意味着严重的基因型。

8.2.2.2 男性性别

已知男性肾脏功能下降较快，肾脏较大和 ADPKD 高血压导致 ESRD 发作较早。Gabow 等的研究表明，与女性相比，男性的肾功能下降更快 [369]。另一项对 1215 例 ADPKD 患者的回顾性研究显示，男性比女性（52 岁 *vs.* 56 岁）患 ESRD 的时间更早 [370]。

8.2.2.3 ESRD 的家族史

如上所述，遗传因素是肾脏预后的最强决定因素。问题是由于实际和经济问题，我们无法在每种情况下都进行基因分析。一个研究小组进行了一次有趣的实验，意在表明 ESRD 发病的家族史可以预测基因突变 [356]。在这项研究中，他们检查了 90 个家谱中的 484 个受影响成员，这些成员的致病性突变已知。研究人员发现，可以通过收集家庭成员的 ESRD 发病信息来预测基因座。如果任何受影响的成员显示 ESRD 发作 <55 岁，则该家族极有可能具有 PKD1 基因突变（阳性预测值 100%，敏感性 72%）。另一方面，如果家族成员直到 70 岁都未经历过 ESRD，则该家族极有可能具有 PKD2 基因突变（阳性预测值 100%，敏感性 74%）。这项研究强调了历史记录和收集家族史以预测预后的重要性。

8.2.2.4 高血压的早期发作和严重程度

血压升高是 ADPKD 患者最常见的合并症。它是最常见的早期表现，也是导致肾脏疾病进展的主要因素。高血压还与其他风险因素相关，例如，血尿、蛋白尿和心血管疾病。肾内肾素 – 血管紧张素系统（renin-angiotensin system，RAS）被认为是 ADPKD 患者血压升高的主要因素 [371]。

令人感兴趣的是，未患病的父母中的原发性高血压还与 ADPKD 后代的肾脏进展和高血压的早期发作有关 [371-372]。因此，关于高血压和相关生物标志物是否特异性针对 ADPKD，或者它们是慢性肾脏疾病进展的一般危险因素，存在争议。尽管如此，患有早发性高血压的 ADPKD 患者表现出较差的肾脏结局。一项生存分析表明，早发高血压 <35 岁的患者与迟发高血压的患者相比（ESRD 发病 51 岁 *vs.* 65 岁）显示出更快的 ESRD 进展 [373]。

另外，高血压的严重程度也与肾脏的进展速度有关。2003 年随机前瞻性研究表明，与标准的血压目标值（120/70 ～ 130/80 mmHg）相比，低血压目标值（95/60 ～ 110/75 mmHg）组显示肾囊肿生长减弱，蛋白尿减少，左心室质量指数降低（80mmHg）组 [372]。

因此，早期发作的高血压和高血压的严重程度均是疾病快速发展的预测指标。

8.2.2.5　血　尿

在疾病过程中的某个时候，多达 40% 的 ADPKD 患者可能会发生肉眼血尿。他们中的许多人会经历肉眼血尿或囊肿破裂的反复发作。一项回顾性研究表明，肉眼血尿患者的肾脏较大，而肉眼血尿复发的患者往往肾功能下降更快[374]。已有分析显示，与较晚发作的患者相比，30 岁之前患有肉眼血尿的患者的肾脏预后较差[375]。

据推测，囊肿破裂和随后的肉眼血尿可能是囊肿生长较快的迹象，并与不良预后有关[376]，其他人也声称肉眼血尿可能释放并沉积铁和血红素，促进肾组织周围的信息[377]。

8.2.2.6　蛋白尿

在一些研究中，显性蛋白尿 (>300 mg/d) 与肾功能快速下降和 ESRD 的早期发病有关。在 323 例平均随访时间为 8 ~ 9 年的 ADPKD 患者的前瞻性队列研究中，基线蛋白尿与肾功能下降率显著相关[378]。

肾脏疾病饮食调整 (modification of diet in renal disease study，MDRD) 研究的次级亚组分析显示，蛋白尿的程度越高，肾功能下降越快[279]。微量蛋白尿 (30 ~ 300 mg/d) 也与较大的肾脏、较快的肾体积增长速度和较高的血压密切相关。目前，尚不清楚蛋白尿是否是囊肿生长和随后的肾组织损伤所致的肾脏进展的原因。

8.2.2.7　尿路反复感染或脓尿

回顾性研究表明，尿路感染 (urinary tract infection, UTI) 在 ADPKD 患者中非常常见，女性更容易发生显性尿路感染[380]。最近的研究还表明，无症状脓尿在 ADPKD 患者中很普遍，慢性复发性脓尿本身与肾功能快速下降有关[381]。然而，这项单中心回顾性研究有一个主要的局限性，即在大多数脓尿病例中没有进行培养研究。脓尿作为一个潜在的生物标志物应在前瞻性研究中进一步阐明。

8.3　生物标志物作为疾病进展的示踪剂

ADPKD 早期典型的肾功能保存期较长，肾脏巨大囊肿充盈后肾功能才开始下降。此外，在疾病的早期，肾小球过度滤过可补偿健康肾小球的进行性丢失。因此，传统的血清肌酐或肾小球滤过率等指标并不一定能反映疾病的进展。因此，引入了以下替代生物标志物来识别和跟踪疾病进展 (表 8-2)。

表 8-2　作为疾病进展示踪剂的生物标志物

	MGFR 或 EGFR 的年递减率	
	急性肾小管损伤的生物标志物	NGAL、NAG、KIM-1、β_2- 微球蛋白和 H-FABP
	信息化生物标志物	尿 MCP-1、血浆不对称二甲基精氨酸 (asymmetrical dimethyl-L-arginine，ADMA)、尿补体 3 和 9 及尿斑
新的生物标志物	纤维化的生物标志物	尿 Apelin、尿转化生长因子 – β –1
	高血压生物标志物	尿血管紧张素原、血清尿酸
	cAMP 途径的生物标志物	血浆和尿液中的谷胱甘肽
	Wnt 途径的生物标志物	血清 sFRP4

8.3.1　GFR（肾小球滤过率）下降率

肾小球滤过率 (GFR) 描述了流经肾脏的液体流量，反映了肾功能。它被用来代替血尿素氮或血清肌酐，因为在肾功能降至总肾功能的 60% 以下之前，这些废物的血浆浓度不会上升到正常范围以上。GFR 可通过计算肾小球过滤后肾脏既不能重吸收也不能分泌的菊糖或硫代氨基甲酸盐等外源性物质的清除率来测量。由于每次就诊时测量 GFR 是不现实的，估计的 GFR(EGFR) 是通过公式计算的。在临床试验中，EGFR(estimated glomerular filtration rate, 肾小球滤过率估计值) 是否可以代替测量的 GFR(mGFR，实测 GFR) 作为肾脏进展的示踪剂仍然存在争议。早期研究表明，在慢性肾脏疾病 (CKD) 早期，mGFR 可能优于 EGFR[382-383]。

MDRD 或 Cockcroft-Gault 方程测定的 EGFR 在肾功能正常 >60 mL/（min·1.73m²）的队列中可能低估了 GFR。然而，2013 年研究表明，与 mGFR 相比，EGFR 的表现可能相对较好，并可靠地反映了 ADPKD 患者 GFR 的变化 [384-385]。在 EGFR 方程中，应该考虑 CKD-EPI 方程，然后将试验设计为包括肾功能正常的患者 [386]。

由于 EGFR 的测量不如 mGFR 准确，EGFR 的微小变化可能不能反映肾功能的真实下降水平。因此，在计算 EGFR 下降率时，应提供长期重复测量 EGFR 的数据。2010 年综述论文建议将快速进展者定义为 EGFR 年递减 ≥ 5 mL/（min·1.73m²·年）或在 5 年内平均每年递减 EGFR 2.5 mL/（min·1.73m²·年）[387]。

但绝对斜率不能准确反映 EGFR 的真实下降率。例如，根据 MDRD 方程，当血清肌酐从 0.9 mg/dL 上升到 1.0 mg/dL 或从 3.3 mg/dL 上升到 6.0 mg/dL 时，60 岁男性的 EGFR 下降了 10 mL/（min·1.73m²）。换言之，血清肌酐的轻微升高可能被解释为早期

CKD 时 EGFR 的大幅降低。因此，在 CKD 早期应考虑对数斜率而不是绝对斜率。

8.3.2　总肾脏体积（TKV）

囊肿最早在子宫内发育，但此后肾功能下降非常缓慢，直到 12 或 60 年后肾功能衰竭。因此，肾小球滤过率测定通常不能反映疾病早期的进展情况。总肾体积或囊肿体积的测量被认为是反映囊肿生长和预测进一步疾病进展的很好的替代标志物。

肾脏体积可以通过超声、计算机断层扫描 (CT) 或磁共振成像 (MRI) 来测量。超声检查是诊断和评估 ADPKD 肾体积的简便、安全的筛查方法。人们可以用椭球公式计算肾体积：高 × 横宽 × 厚 × π/6，但它依赖于操作员，重复性较差，低估了真实值。因此，它不适合肾脏进展的短期随访。另一方面，CT 和 MRI 可以检测小到 2mm 的囊肿，可靠地测量短时间内的体积进展，并且重复性很高 [387]。

因此，它们更适合作为临床试验的替代标志物。与 EGFR 相似，可以用公式代替测量的 TKV（MTKV，实测 TKV）来估算肾脏体积。2015 年，一些研究人员提出用椭球公式或中间切片法估计 TKV(ETKV，估值 TKV) 可以方便、可靠地代替 mTKV[388]。因此，mTKV 和 ETKV 均可作为 ADPKD 疾病进展的示踪剂。然而，在肾体积测量中仍然可能存在观察者内和个体内的变异性。因此，建议至少测量三次以上的肾体积，间隔 6 ～ 12 个月以评估体积变化 [389]。

先前的研究很好地证明了 mTKV 通过 MRI 成像可以在 6 个月内检测到囊肿的生长 [376]。但在无以往资料或重复测量肾体积的情况下，仍可单凭 TKV 值进行预测。根据 Chapman 的研究表明，高度调整后的全 KV（高位 TKV）≥ 600 mL/m 可预测 8 年内发展为慢性肾脏病 3 期的风险。伊拉扎巴尔等从 590 例 ADPKD 患者的队列中开发了风险预测工具，并根据高度调整后的总肾脏容量（height adjusted total kidney volume，htTKV）和年龄范围 (1A–1E，按 ESRD 发展风险增加的顺序) 将他们分成不同的组 [391]。

根据亚型 (1A 与 1E)，10 年内发生 ESRD 的风险从 2.4% 增加到 66.9%。综上所述，单个和重复的 mTKV 或 eTKV 可以作为 ADPKD 肾脏疾病进展的有用的替代生物标志物。

8.3.3　血、尿生物标志物

8.3.3.1　肾脏疾病的一般生物标志物

ADPKD 起源于少数肾单位的囊变，导致细胞增殖和凋亡增加、间质炎症和纤维化，最后导致终末期肾病。因此，ADPKD 肾脏可能表现为急性肾损伤和慢性肾脏疾病 (chronic kidney disease，CKD) 的全过程。因此，各种肾脏疾病的血清和尿液生物标志物已被研究作为疾病进展的替代标志物。由于基于血肌酐的肾小球滤过率应用有限，而且 TKV 的测量可能既耗时又昂贵，因此，血清和尿液生物标志物可能是未来追踪疾病进展的简便而廉价的方法。

（1）急性肾小管损伤的生物标志物

由于囊肿起源于肾小管，人们对肾小管损伤的潜在标志物进行了广泛的研究，以寻求与肾功能改变的关系。在一项来自 CRISP 队列的 107 例 ADPKD 患者具有代表性的研究中，尿中性粒细胞明胶酶相关脂蛋白 (neutrophil gelatinase-associated lipocalin, NGAL) 和白细胞介素 -18(IL-18) 稳定升高，但与 TKV 或 EGFR 无关 [392]。

另一项具有代表性的研究显示，近端肾小管损伤标志物 (neutrophil gelatinase-associated lipocalin 2，NGAL2) 和远端肾小管损伤标志物 (心脏型脂肪酸结合蛋白，H-β) 与 mGFR（measured glomerular filtration rate）呈负相关。NGAL 与 TKV 和肾脏损伤分子 1(kidney injury molecule-1，KIM-1) 呈正相关 [393]。

然而，这些潜在的肾小管损伤标志物是否能预测疾病进展还需要进一步阐明。一项前瞻性研究表明，N- 乙酰 -β-D- 氨基葡萄糖苷酶 (nacetyl-β-D-glucosaminidase，NAG) 与表皮生长因子受体的相关性比 KIM-1、β_2- 微球蛋白和 NGAL 更好。然而，尿 NAG 不能在一年内预测肾功能下降 [392]。

（2）免疫的生物标志物

炎症和氧化应激从疾病早期就很明显。尿液生物标志物用来测量肾内信息和氧化应激已经被研究过了。以往具有代表性的研究表明，ADPKD 患者尿单核细胞趋化蛋白 -1(MCP-1) 升高，并与肾功能下降有关 [159, 392]。

另一项研究表明，一氧化氮合酶抑制剂 ADMA 水平在早期 ADPKD 患者中升高 [396]。最近对尿囊的蛋白质组学分析显示，在 ADPKD 早期，补体 3 和 9(C3 和 C9) 水平升高和尿白蛋白在疾病的后期升高，补体和血小板水平均与 TKV 相关 [394, 395]。提示在 ADPKD 早期，免疫过程在疾病进展中起重要作用。

（3）肝纤维化的生物标志物

ADPKD 患者的肾脏最终转变为类似于其他类型 CKD 的脂肪性肾脏。然而，与其他病因引起的慢性肾脏病不同的是，纤维化从囊肿形成的上皮改变开始，这推动了囊周间质和成纤维细胞的改变 [184]。以往的研究试图发现反映多囊肾早期纤维化过程的尿液生物标志物。一个研究小组进行了蛋白质组学分析，显示胶原片段占据了尿液中排泄肽的大部分 [376, 396]，提示纤溶过程在 ADPKD 进展中起重要作用。

Apelin 是 G 蛋白偶联受体（angiotensin receptor-like 1，APJ）的内源性配体，2016 年被确定为器官纤维化的主要调节因子 [397]。在肾脏中，Apelin-APJ 轴已经被认为可以保护肾脏免受纤维化的影响。2016 年的一项研究比较了 45 例 ADPKD 患者和 28 例健康对照者尿样中纤溶标志物 Apelin 和转化生长因子 - β - β₁ 的排泄水平[398]。结果表明，与健康对照组比较，ADPKD 组的 Apelin 水平降低，TGF-β-1 水平升高。在一项针对 52 例 ADPKD 患者的前瞻性队列研究中，研究了 Apelin 的预测价值[399]。在 52 例患者中，33 例患者达到了初步结果 (联合测量 GFR 下降和 TKV 每年增加 5%)。Apelin 独立预测 ADPKD 患者的肾脏进展。Apelin 及其作为生物标记物的作用应在更大范围和更长周期的队列中进行评估。

（4）高血压的生物标志物

高血压是 ADPKD 的早期并发症之一。众所周知，肾内 RAS 导致 ADPKD 血压升高[374]。由于血压早在少数囊肿期就开始升高，反映肾内 RAS 活性和高血压的生物标志物已被研究（图 8-1）。

尿血管紧张素原 (angiotensinogen，AGT) 已被认为是反映肾内 RAS 活性和高血压的有效生物标志物[400]。

由于 AGT 不能通过肾小球滤过，尿血管紧张素原只能反映肾内 RAS 活性。此外，尿血管紧张素原与肾内 RAS 的主要参与者血管紧张素 Ⅱ 的活性密切相关。在我们先前的研究中，尿血管紧张素原与 EGFR（表皮生长因子受体）和 TKV 相关。与血压正常的患者相比，高血压患者的尿血管紧张素原水平更高[401]。

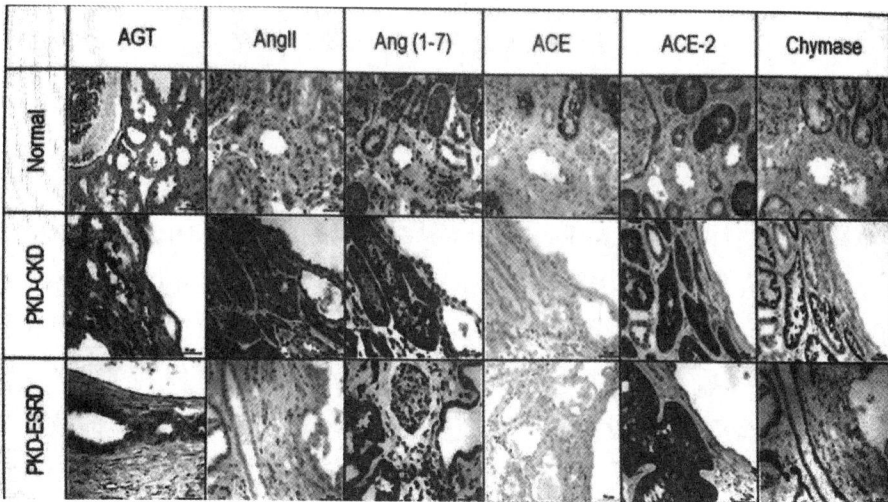

图 8-1　多囊肾肾内 RAS 成分 (Park et al,2015)

此外，早在 CKD Ⅱ 期，多囊肾就显示出沿着囊肿衬里上皮的 AGT 的强烈表达 (图 8-1)。然而，这项研究没有显示尿 AGT 与 GFR 或 ESRD 进展的下降率之间的关系。

另一方面，血清尿酸最近被认为是血管内皮功能障碍、高血压和 ADPKD 肾脏疾病进展的预测因子。一项具有代表性的研究评估了早期血压正常的 ADPKD 患者血清尿酸与内皮功能障碍的关系[402]。前臂血流介导的血管舒张功能 (flow mediated dilation,FMD)

检测内皮功能障碍。血尿酸水平越高（男性 >7.0$vs.$1.47 ± 0.30，女性 >6.0 时），ADMA 值越高 ($P<0.001$)，FMD 率越低 (8.1$vs.$6.8 ± 0.7$vs.$6.8 ± 0.7，$P<0.001$)。另一项前瞻性队列的回顾性分析显示，较高的血尿酸水平与高血压的发生、较大的 TKV 和发生终末期肾病的风险相关 [403]。本研究表明，与前四分位数 [4.8(2.6 ～ 8.9；$P<0.001$)] 和 2.9[(1.6 ～ 5.3；$P<0.001$)] 相比，尿酸四分位数和三分位数患终末期肾病的风险增加。

8.3.3.2　反映特定途径活动的生物标志物

cAMP 途径的生物标志物：Copeptin（和肽素，是精氨酸加压素原 C 末端的一部分，近年来研究发现，其在心血管疾病的诊断、预后及判断等方面有重要作用，特别是在晚期心力衰竭的预后判断）

Copeptin 是精氨酸血管升压素（arginine vasopressin, AVP）的羧基末端部分，是内源性 AVP 水平的标志物。由于 AVP 激活 cAMP 途径刺激囊肿生长，血浆和尿液中的 Copeptin 可能是肾脏疾病进展的一个有价值的标志物。在一项代表性的研究中，血浆铜绿素水平与 mGFR、蛋白尿和 TKV 相关 [404]。

在随后的前瞻性的研究中，血浆 Copetin 水平不仅与基线表皮生长因子受体相关，而且与平均 11.2 年随访期间表皮生长因子受体下降率有关（标准 B-0.345，$P<0.01$)[405]。

此外，在随访期间发生 ESRD 的 9 例患者中，有 8 名患者的血浆 Copeptin 水平高于基线水平的中位数。在一项关于 CRISP 队列的纵向观察研究中，血浆 Copeptin 浓度与 TKV($P>0.001$) 和 mGFR($P=0.09$) 的变化独立相关 [406]。2015 年对尿白蛋白进行了调查，研究人员发现，尿白蛋白与 TKV 呈正相关，与 EGFR 呈负相关 [407]。尿肽素（urinary copeptin）的预测作用有待今后的研究进一步阐明。

Wnt 通路的生物标志物：sFRP4。Wnt 信号的异常可能在 ADPKD 的发病机制中起一定作用。分泌型卷曲受体相关蛋白 4(sFRP4) 是一种能拮抗 Wnt 信号通路的分泌型分子。sFRP4 在人 ADPKD 和 4 种不同的 PKD 动物模型中都有很好的证据证明其上调 [408]。ADPKD 肾脏囊液可激活肾小管上皮细胞株 sFRP4 的产生。2016 年，基线水平较高的血清 sFRP4 可能预测 24 个月内肾功能下降 [409]。sFRP4 水平低于 5 ng/mL 的患者 EGFR 值平均下降 3.2mL/（min · 1.73m² · 年），而 sFRP4 水平 >30 ng/mL 的患者 EGFR 值平均下降 4.5 mL/（min · 1.73m² · 年）($P=0.0063$)。尿 sFRP4 是否能预测 ADPKD 的疾病进展尚需进一步阐明。

8.4　确定高危患者接受治疗

并不是所有诊断为 ADPKD 的患者都达到了终末期。病程多变，给临床医生选择治疗边界或指导方针带来了困难。在几种治疗药物问世之前，ADPKD 的治疗目标与 CKD 相似——降低血压和治疗并发症。然而，分子诊断和治疗策略的最新进展使我们有可能减缓疾病的进展速度。因此，在启动临床试验之前，应该考虑选择最有可能从新疗法中受益的患者。

2016 年的综述论文很好地总结了选择高危患者或快速进展者进行临床试验的算法[389]（图 8-2 和图 8-3）。

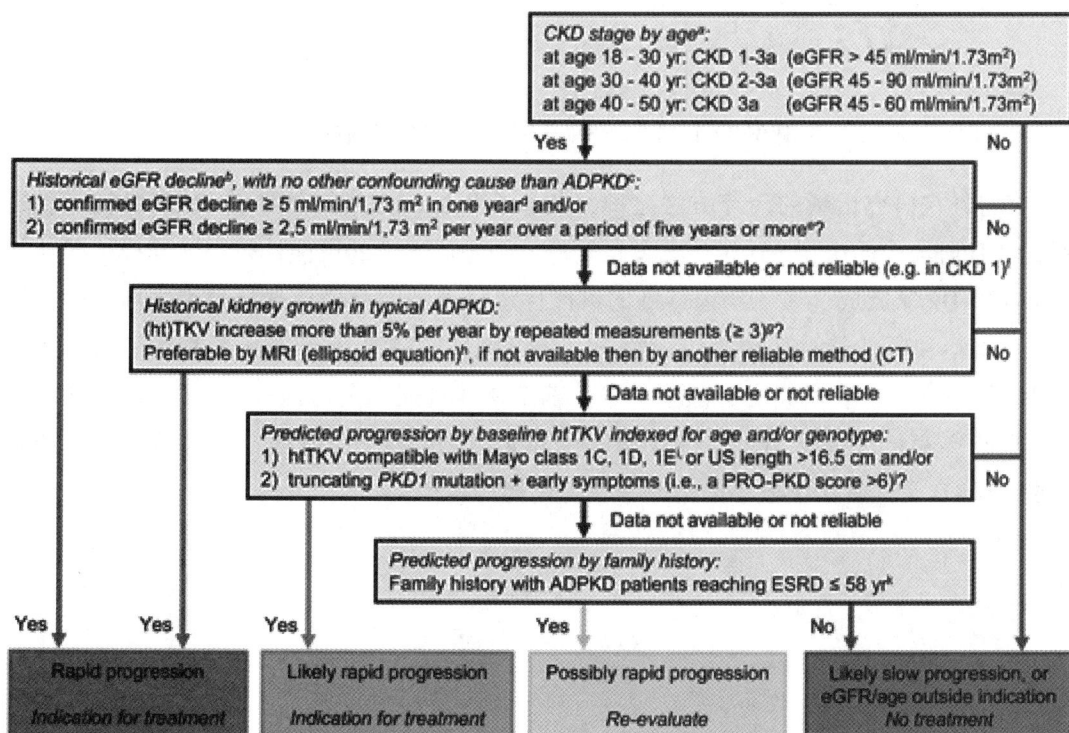

图 8-2　评估 ADPKD 开始治疗适应证的算法

CKD 按年龄分段：
在18～30：CKD 1-3a [EGFR>45 mL/(min·1.73m²)]
在30～40：CKD 2-3a [EGFR 60～90 mL/(min·1.73m²)]
在40～50：CKD 3a [EGFR45～60 mL/(min·1.73m²)]

既往eGFR下降，除ADPKD外没有其他混杂原因
1）一年内确认eGFR下降>5 mL/(min·1.73m²)
2）在一年或更长时间内，确认eGFR每年下降>2.5 mL/(min·1.73m²)

典型ADPKD患者的肾脏历史发育：
(ht)通过重复测量，TKV每年增加5%以上（>=3）
最好用核磁共振成像（eliosoid方程），如果不可用，则采用另一种可靠的方法

以年龄和/或基因型为指标的基线htTKV进展预测
1)htTKV兼容mayo 1C、1D、1E级与US长度>16.5
2) 截短PKD1突变+早期症状(即PKD前评分>6)

根据家族史预测疾病进展：
ADPKD患者达到终末期疾病(ESRD)<58(age)的家族史

| 快速发展治疗适应症 | 可能进展很快治疗适应症 | 很可能进展很快重新评估 | 可能进展缓慢，或EGFR/年龄超出指示范围不治疗 |

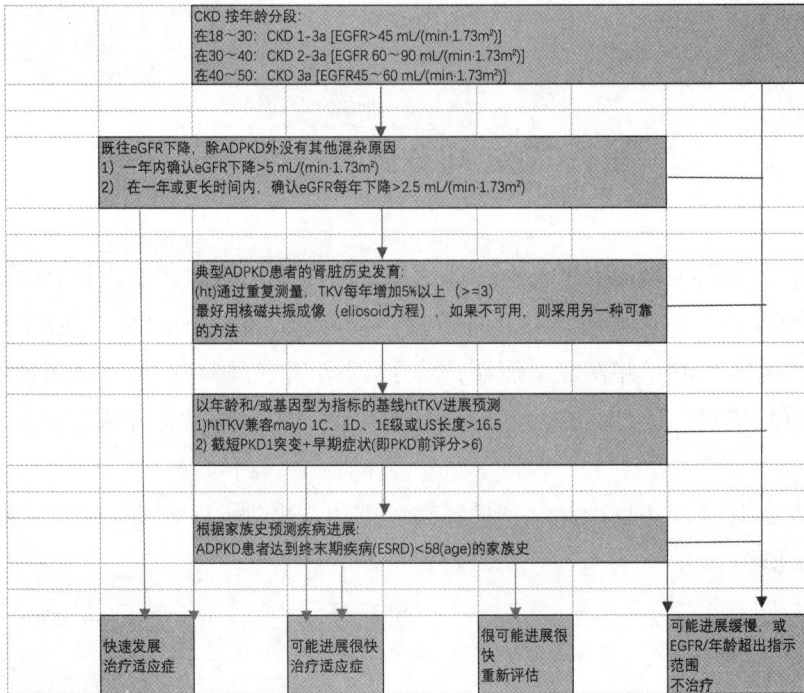

红色箭头：no　　绿色箭头：yes　　蓝色箭头：数据不可用或不可靠

图 8-3　评估 ADPKD 开始治疗的适应证的算法

首先，在研究出新的治疗方法之前，临床医生应该考虑基线年龄和肾功能。例如，处于 CKD 阶段 1 的中年 ADPKD 患者在其一生中进展迅速的可能性较小。同样，肾功能保留的 PKD2 家族成员在几年内进展的可能性也较小。因此，在选择患者之前，应该评估基线年龄和肾功能。其次，应根据 EGFR 下降率、TKV 近年变化、基线 TKV、PKD 基因型和终末期肾病家族史等危险因素，确定快速进展的危险因素，即 EGFR 下降率、TKV 近些年变化、基线 TKV、PKD 基因型和 ESRD 家族史。按照这个算法，可以期望在对 ADPKD 受试者伤害最小的情况下获得最优的结果。

8.5　结　论

在分子病理生理学知识的基础上，针对 ADPKD 患者提出了大量新的治疗方法。作为一名临床医生，选择受益最多的患者并监测病情进展与启动治疗同等重要。本章中描述的各种生物标志物将帮助我们区分快速进展者，并追踪疾病进展，以获得新的治疗方法的最佳结果。

第 9 章　临床试验及对 ADPKD 未来的展望

摘要：根据对临床综合征中囊肿发生的认知进展，研究者提出了潜在的治疗靶点。在纤毛病变中，常染色体显性遗传多囊肾病是最常见的遗传性疾病，其特点是双侧肾囊肿进行性增大，最终导致终末期肾功能衰竭。遗传学和分子病理学的进展使得能够使调节异常分子途径的治疗药物的开发成为可能。从 2005 年至 2016 年，研究者对生长抑素类似物和加压素受体拮抗剂进行了临床试验，并且一些国家批准了托尔瓦普坦治疗肾脏疾病。本文将从发病机制的角度综述治疗药物的研究进展，并讨论近期临床试验的发现。此外，还将讨论干预时间和结果评估等问题。

关键词：多囊肾；常染色体显性遗传；囊肿发生；治疗学；临床试验

常染色体显性遗传多囊肾病是世界上最常见的遗传性肾病。多发性囊肿在两个肾内发育和生长，导致肾功能恶化和肾功能衰竭。不同国家的发病率各不相同，但发病率约为千分之一 [410]。大约一半的 ADPKD 患者在 60 岁时发生肾功能衰竭，需要肾脏替代治疗。在韩国，大约 2% 的终末期肾病是由 ADPKD 引起的，其发病率仅次于糖尿病、高血压和肾小球肾炎。已发现致病突变在分别编码多囊蛋白 1 和多囊蛋白 2 的 PKD1 和 PKD2 基因中。一旦疾病基因及其编码蛋白被识别出来，就可以阐明多囊肾是由于基因突变而引起的各种细胞内信号通路的异常变化。此外，在寻找治疗靶点的过程中，已经开发了大量的实验模型系统。

在 ADPKD 的治疗方面，直到目前为止还没有关于根治发病机制的方法。目前，大多数的建议包括控制血压和改变生活方式，包括喝水。自从 Tempo3/4 试验的结果公布后 [325-326]，疾病特异性治疗有望在不久的将来实施。然而，TEMPO 试验对 ADPKD 的临床治疗提出了许多问题，如候选药物的长期风险和效益、治疗时机、结果评估和高危患者的选择。

在这篇综述中，作者将集中于 1997 至 2016 年之间在 ADPKD 患者中的临床试验，并讨论与临床管理相关的几个问题。

9.1　常规管理

9.1.1　水

精氨酸加压素（vasopressin，VP）或抗利尿激素（antidiuretic hormone，ADH）与肾集合管处的特异性 AVP 受体（vasopressin receptor 2，V2R）结合，增加细胞周期性 AMP（cAMP）。cAMP 水平的增加，增强了 PKA 的活性和随后的信号通路，导致囊肿生长。因此，理论上，大量的水摄入被认为可以抑制血管升压素的分泌，进而抑制肾脏囊肿的生长。高水摄入的益处首次在 PCK 大鼠模型中提出 [411]。高水分组的 PCK 大鼠的摄水量增加了 3.5 倍，显示肾脏体积缩小，肾功能改善。这一结果与 VP 受体阻滞剂的效果相似 [412]，为了实现对 VP 的全天抑制和尿液渗透压低至 250 mOsm/kg，鼓励增加摄入水量，每天产生 2.5 ～ 4 L 的尿液 [413]。

然而，目前尚不清楚高饮水量是否有助于延缓 ADPKD 患者的肾脏进展。2014 年的随访研究中，18 例 ADPKD 患者被随机分配到高水分摄入组（每天 50mL/kg 或更多，或每天 2.5 ～ 3.0 L），而 16 例患者被分配到自由饮水组。与自由饮水组相比，高饮水组肽素水平显著降低，反映了血液 AVP 水平。然而，作为主要结果变量的肾容积和作为次要终点的肾功能在两组之间没有显著差异。事实上，TKV 和预估的变化率在研究期间，与研究前相比，高水分摄入组的配对肾小球滤过率加快 [414]。这可以解释为单独的取水不足以充分抑制 AVP 的可能性 [325]。同时发现，1 周内每天摄入 3 L 的水（慢性水负荷）可将尿液渗透压降低至平均 270 mOsm/kg，但反映血管升压素活性水平的 24 h 尿 cAMP 排泄量的变化是不明显的 [415]。饮水量增加对 ADPKD 肾脏进展的影响需要通过大规模的临床试验来阐明。

9.1.2　血压控制

高血压是 ADPKD 最常见的病理表现，在 65% ～ 93% 的患者中观察到，高血压是肾功能衰竭和心血管并发症的主要危险因素。即使在相对年轻的患者中，血压也会升高，肾脏肾素 – 血管紧张素系统的激活也会在疾病的早期阶段得到证实 [416]。因此，严格控制血压已成为 ADPKD 临床管理的主要内容。

在一项为期 7 年的随访研究中，75 例 ADPKD 患者的血压控制在 120/80 mmHg 或以下，其左心室肥厚明显减轻 [417]。肾脏病饮食改变的长期随访研究评估了较低的目标血压（平均动脉压小于 92 mmHg *vs.* 小于 107 mmHg）对 GFR 为 13 ～ 55 mL/（min·1.73m²）患者肾功能衰竭进展的影响。当分析患有 ADPKD（n = 200）的患者时，降低目标血压与显著降低风险相关[418]。基于这些结果，人们提出了将血压控制在 130/80 mmHg 的目标，最好使用肾素 – 血管紧张素系统阻断剂——血管紧张素转换酶抑制剂（angiotensin-converting enzyme inhibitors，ACEIs）或血管紧张素受体阻滞剂（angiotensin Ⅱ receptor blockers，ARBs）。然而，上述研究的动力不足或不是为评估 ADPKD 而设计的，因此，没有证据支持这些建议。此外，积极的血压控制在 <120/80 mmHg 可能会增加一些患者的心血管风险[419-420]。

为了解决这个问题，HALT-PKD 研究项目（NCT 00283686 和 NCT 01885559）于 2006 年启动，这项大规模试验的结果于 2014 年公布。这项研究由美国国立卫生研究院赞助，招募了患有高血压的 ADPKD 患者，并随访了 5 年[373, 421-422]。根据受试者的基线肾功能，将受试者分配到研究 A 或 B（图 9-1）。在研究 A [50 岁以下，基线 eGFR>60 mL/（min·1.73m²）] 中，受试者随机分为四组（2×2 析因设计）：血压（BP）110/75 mmHg（低血压组）与 130/80 mmHg（标准血压组）的比较，ACEI/ARB 联合治疗与 ACEI 单药治疗的比较。在研究 B [18 ～ 64 岁, eGFR 为 25 ～ 60 mL/（min·1.73m²）] 中，血压控制在 130/80 mmHg 或以下，并将 ACEI/ARB 联合疗法与 ACEI 单药疗法进行比较。在研究 A 中，主要终点是通过 MRI 测量 TKV 的百分比变化；在研究 B 中，基线 eGFR 降低 50% 的时间、终末期肾功能衰竭或死亡。

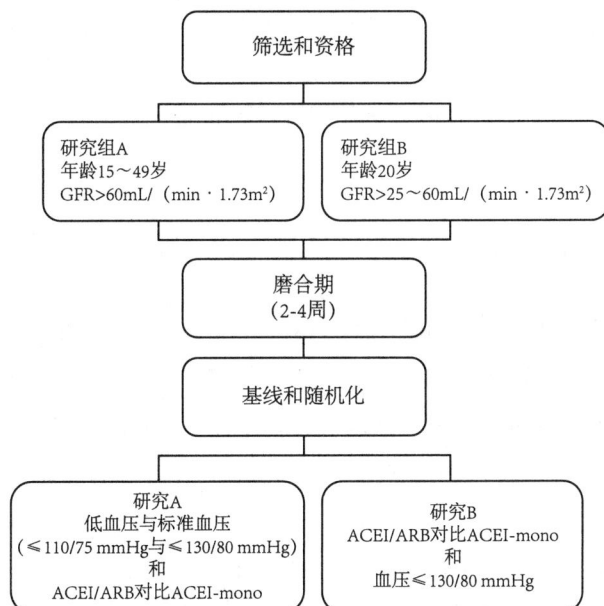

图 9-1　HALT-PKD 研究 A 和 B 的设计

共有 558 例早期 ADPKD 患者参与了 HALT 研究 A。标准血压组（120/70～130/80 mmHg）和低血压组（95/60～110/75 mmHg）都充分维持了他们的血压目标。低血压组 TKV 的百分比变化明显低于标准组（每年 5.6% vs. 6.6%，$P=0.006$）。此外，低血压组的左心室质量指数（LVMI）下降 [−1.17 vs. −0.57 g/（m²·年），$P<0.001$]，蛋白尿水平也显著下降（−3.77% vs. 2.43%，$P<0.001$）。但两组 eGFR 每年下降约 3 mL/（min·1.73m²），无明显差异。相反，ACEI/ARB 联合治疗组和 ACEI 单药治疗组之间没有结果变量的差异。在 HALT 研究 B 中，486 名晚期慢性肾病患者被随机分为联合治疗组和单药治疗组。结果：两种方案的尿醛固酮排泄量相似地降低，以及包括高钾血症和急性肾损伤，两组中的报告同样相似。

综上所述，严格控制血压可显著降低早期 ADPKD 患者 TKV 升高的速度，并可减少心血管并发症的发生。尽管 ACEI/ARB 联合治疗未能显示出额外的良好效果，但它被发现即使在 CKD 3 期患者中也是安全的。

目前，谨慎的做法是将血压控制在 130/80 mmHg 或以下，并鼓励记录血压进行监测，如 HALT-PKD 研究所示。RAS 阻滞剂被推荐为一线药物，二线药物可根据共体和个体情况选择。血管紧张素能激活肾素系统 [423]。非二氢吡啶钙通道阻滞剂，如维拉帕米，可能加速囊肿生长，因此应避免使用 [423]。

HALT-PKD 研究清楚地表明，单靠常规方法不能阻止 ADPKD 的肾脏进展，因此，需要开发疾病特异性抗增殖剂。

9.2　近期临床试验

9.2.1　mTOR 抑制剂

雷帕霉素（mTOR）的哺乳动物靶点可以调节与细胞增殖相关的各种信号机制，因此，mTOR 抑制剂是 ADPKD 药物开发的候选药物之一。在临床前研究和初步临床研究中，雷帕霉素（或西罗莫司）被证明可以抑制囊肿上皮细胞增殖，减少囊肿生长，并防止肾功能恶化 [27, 153]。然而，两个大规模的随机临床试验未能证实 mTOR 抑制剂的有效性。在瑞士的研究中，Serra 等人仔细登记了 100 名年龄在 18～40 岁之间的受试者，其肌酐清除率 >70mL/min，但进展风险高，在 6 个月的磨合期内 TKV 增加超过 2%。服用西罗莫司 18 个月后，肾脏体积或功能无明显差异 [337]。另一项为期 2 年的随机对照试验采用依维莫司治疗晚期 CKD 患者，平均 eGFR 为 53～56mL/（min·1.73m²），平均 TKV 为 1900～2000mL。在依维莫司组，第一年的肾体积变化率显著降低（$P=0.02$），但在研究结束时没有观察到与对照组的差异。与假设相反，依维莫司组的 eGFR 下降更快 [−5.5 *vs.*−3.5 mL/（min·1.73m²·年），*P*<0.001][338]。

　　实际上，与安慰剂相比，mTOR 抑制剂与各种不良反应相关，包括贫血 [相对比率（relative risk，RR）3.41]、血管性水肿（RR 13.39）、腹泻（RR 1.70）、高脂血症（RR 5.68）和口腔溃疡（RR 6.77）[424]。依维莫司试验依从性差可能是这些副作用发生率高的原因。在瑞士的试验中，西罗莫司的耐受性很好，但研究药物的血药浓度处于 4 ～ 10ng/mL 的目标范围的低端 [339]。相比之下，即使是常规剂量的西罗莫司也不能抑制肾脏中的 mTOR 途径 [425]。值得注意的是，动物实验中的有效剂量相当于人类标准剂量的 10 倍 [340]。为了最大限度地发挥抑制囊肿细胞的作用并减少副作用，人们提倡叶酸结合雷帕霉素的给药方法，但也失败了 [341]。

9.2.2　加压素受体 2 拮抗剂

　　加压素受体 2 拮抗剂（vasopressin-2-receptor antagonists，V2RAs）主要定位于肾集合管主细胞的基底外侧膜。腺苷酸环化酶的激活导致细胞内 cAMP 的积累和水通过水通道的重新吸收。V2RAs 或受体拮抗剂可以阻断与 VP 的相互作用，导致脱水。V2RAs 被开发为稀释性低钠血症的尿潴留，如抗利尿激素分泌不当或充血性心力衰竭综合征 [426]。

　　研究人员一直对 ADPKD 患者的尿液浓度缺陷及其血液中 AVP 和细胞 cAMP 水平升高感兴趣。在各种临床前研究中，V2RAs 被证明能抑制细胞增殖、液体分泌至囊肿和囊肿生长。此外，当 AVP 基因敲除大鼠与 PCK 大鼠杂交时，PCK–AVP（−/−）双敲除大鼠的囊肿生长显著减少 [128]。基于 VP 在 PKD 中已证实的中心作用，2007 年启动了评估托伐普坦有效性和安全性的 Tempo3/4 研究，其结果 2016 年发表 [325，427-428]。共有 1445 例 ADPKD 患者，年龄在 50 岁或以下，TKV>750 mL，Cockcroft–Gault–eGFR>60 mL/min。3 年后，安慰剂组肾容积每年增加 5.5%，治疗组增加 2.8%，导致 TKV 变化减少约 50%。对于肾功能结果，以剂量滴定期结束时血清肌酐（serum creatinine，sCr）倒数减少 25% 和 1/sCr 斜率的变化为终点，以肾功能恶化为终点。托伐普坦降低了肾功能恶化的发生率（每 100 人年发生 2 例，安慰剂组为 5 例；危险比为 0.39），并减缓了 eGFR 下降的速度。在对日本人口（*n*=177）进行的亚分析中，结果相似 [428]。托伐普坦将 TKV 年增长率降低了 1.99%、3.12% 和 2.61%（*P*<0.001），CKD1 组 eGFR 下降 0.40（*P*=0.23），CKD2 下降 1.13（*P*<0.001），CKD3 下降 1.66 mL/（min·1.73m²·年）（*P*<0.001），CKD1、CKD2 和 CKD3 亚组治疗相互作用（*P*=0.07）呈正向趋势（*P*=0.07）。然而，尿潴留副作用，包括多尿，在托伐普坦组更为常见，因此，退出率达到 23%（安慰剂组为 13.8%）。托伐普坦组的下降率使数据难以解释；换句话说，数据的缺失可能会影响风险的估计。此外，在研究过程中发现了肝功能异常，这在之前的托伐普坦试验中没有

报道过。总的来说，3 例药物引起的肝毒性在 3 ～ 14 个月时被证实[429]。尽管没有观察到严重肝功能衰竭的进展，美国食品药物管理局预测严重肝衰竭的风险为每 3 000 例使用者中的 1 例，并建议实施适当的风险评估和缓解策略（risk evaluation and mitigation strategy，REMS）[390]。美国目前正在进行节奏拓展研究。

9.2.3　生长抑素类似物（SAs）

生长抑素主要通过 sST2（soluble suppression of tumorigenesis-2）抑制肾组织、胆管和肝囊肿细胞中的 cAMP。在一些临床前和初步临床研究中，SA 被证明可以抑制 PKD 患者的肾和肝囊肿的生长。意大利研究人员进行了一项为期 6 个月的交叉设计研究，以测试奥曲肽对肾脏体积变化和耐受性的影响[329]。12 例受试者患有晚期 PKD，TKV 为 2.4l，平均 sCr 为 1.9 mg/dL。有希望的疗效和安全性结果促使他们进行阿拉丁试验（NCT00309283），这是一项为期 3 年的安慰剂对照研究[331]。意大利的五家大型大学医院参与了这项研究，将 MDRD-eGFR>40 mL/（min·1.73m²）的成人随机分配给每月 40 mg 的奥曲肽（n=40）或安慰剂（n=39）。在 1 年的随访中，奥曲肽组的 TKV 和总囊肿体积的变化明显小于对照组（46.2mL vs.43.7 mL,P=0.032）。然而，在 3 年的随访中，没有明显的差异。当根据研究阶段进一步调查数据时，对 TKV 变化的影响在干预的第一年最为显著。这一发现与 TEMPO 研究中的观察结果相符，液体分泌的抑制似乎是早期 TKV 降低的原因。有趣的是，与对照组相比，奥曲肽组的 GFR 变化轨迹不是线性的，第一年，奥曲肽组 GFR 变化的斜率更快，然后趋于稳定。关于 1 年和 1 ～ 3 年 GFR 变化的相关性，奥曲肽组 1 年 GFR 下降幅度越大，1 ～ 3 年 GFR 斜率越小。

这项结果类似于糖尿病肾病 ACEI 治疗的双相反应[430]。一项针对 98 例受试者的扩展研究（NCT01377246）已经开始，欧洲目前正在进行使用兰瑞肽的其他临床试验，DIPAK1（NCT01616927）和 LIPS（NCT02127437）[333]。

与其他候选药物如 mTOR 抑制剂和托伐普坦相比，SAs 具有更有利的副作用。此外，生长抑素受体存在于肝胆管中，因此，与托伐普坦相比，SAs 可抑制肝囊肿的生长[431-432]。

9.2.4　新药物

除上述药物外，KD019、雷公藤甲素、姜黄素和螺内酯目前正在进行临床试验，一些候选药物正在进行临床前试验[433-434]（表 9-1）。Src 激酶抑制剂（波舒替尼）是一种新的酪氨酸激酶抑制剂，可抑制 PKD 小鼠模型中的囊肿生长[435]。这种药物已经在乳腺癌和胰腺癌以及血液系统恶性肿瘤中进行了试验。一项二期、多中心、随机、双盲和安慰剂对照的临床试验 2010 年结束（NCT01233869）。另一种新的酪氨酸激酶抑制剂特塞瓦替尼（KD019）已进行 1/2 期试验（NCT01559363）。

雷公藤甲素是雷公藤的提取物，在我国已被广泛用作一种有效的抗蛋白尿药物。雷公藤甲素减少 ADPKD 新生儿到成人过渡期 PKD1 模型的囊肿形成[436]。在一项初步研究中，雷公藤甲素可降低 ADPKD 患者的蛋白尿，但对 TKV 或 eGFR 无明显影响[437]。2014 年，进行了一项雷公藤甲素疗效的随机对照试验，但由于退出率高而终止（NCT00801268），另一项试验正在进行中（NCT02115659）。

姜黄素是一种多酚类天然产物，它可以调节 ADPKD 中的多种途径（mTOR、Wnt、STA-T3）。它的作用在一些体外和体内试验中得到了证实[438, 439]，目前正在进行临床试验（NCT02494141）。

螺内酯是一种利尿剂，正在进行临床试验，以确定其阻断醛固酮改善 ADPKD 患者动脉功能以及肾脏进展的有效性（NCT01853553）。

不同类别的药物联合使用是否会显示出更高的疗效或协同作用值得让人探究[440-442]。

表 9-1　新的临床试验

药品	赞助商	人数（n）	主要入选标准	状态	NCT 注册号
博舒替尼	辉瑞	172	18 ～ 50 岁，eGFR>60mL/min，TKV>750mL	完成	NCT01233869
特塞伐替尼（KD019）	卡德蒙公司	120	≥ 22 岁，eGFR ≥ 35mL/（min·1.73m²），htTKV ≥ 1000mL/m	招募	NCT01559363
雷公藤甲素	南京大学	300	15 ～ 70 岁，eGFR>30 mL/min	终止	NCT00801268
姜黄色素	科罗拉多大学	68	6 ～ 25 岁，eGFR>80mL/min	招募	NCT02494141
螺旋内酯甾酮	科罗拉多大学	60	30 ～ 79 岁，eGFR>80mL/min	招募	NCT01853553

注：NCT 为国家临床试验，eGFR 为估计肾小球滤过率，TKV 为总肾容量，htTKV 为高度调整后的总肾容量。

9.3　临床试验相关问题

9.3.1　高危人群筛查

为了证明候选药物在有限的时间内（例如，超过 3 年）的有效性，其变量的变化应该清楚地显示出来。ADPKD 试验的结果变量包括肾功能，如肌酐清除率、Cockcroft-Gault 方程或 MDRD 公式得出的 eGFR、ESRD 时间、肾血流、结构变化（如 TKV、囊肿体积或实质体积）和生活质量。在这些变量中，肾功能和结构变化是最广泛检查的[443]。

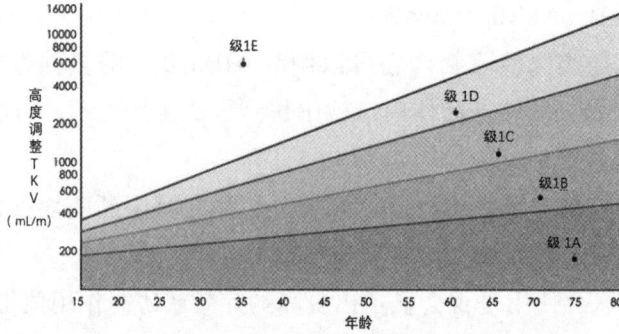

图 9-2　根据年龄和身高调整后的总肾容量（htTKV）对 ADPKD 的风险分类

表 9-2　ADPKD 临床试验推荐的理想候选药物

ADPKD临床试验推荐的理想候选药物
PKD1蛋白截断突变或终末期肾病家族史 < 55岁
身高调整后的总肾容积（htTKV）>600 mL/m或 htTKV每年的变化>4.5%
估计GFR>45 mL/（min·1.73m²）

　　然而，这些变量的变化轨迹因许多因素而异。众所周知，即使囊肿生长和正常肾实质被破坏，肾功能仍能长期保持稳定。一旦肾功能开始恶化，终末期肾病的进展是线性的，但在我们的经验中仍然需要 8 年以上的时间。在 ADPKD 的晚期，抗增殖剂可能无效，因为大部分正常的实质被囊肿或囊周纤维化组织所取代。因此，只有一小部分患者适合进行临床试验。有必要寻找工具来鉴别目前肾功能接近正常，但在短时间内可检测到变化的高危人群。

　　ADPKD 患者发生 ESRD 的危险因素可能包括大 TKV[103, 359, 444]，PKD1 截断突变[108]，ADPKD 的早期诊断和高血压的早期发展[445]，蛋白尿和肉眼血尿[446]。其中，基因型是 ESRD 最有力的预测因子。与其他基因型（如 PKD1 框内插入 / 缺失、PKD1 非截断突变或 PKD2 突变）患者相比，具有 PKD1 截断突变的患者发生 ESRD 和死亡的风险显著增高[447]。随着靶向外显子组测序技术在 ADPKD 突变检测中的应用，基因检测有望在风险预测中得到更广泛的应用[360]。同时，全面获取 ESRD 家族史将有助于预测 PKD1 基因型，例如 55 岁以前的 ESRD 家族史[362,448]。然而，即使是来自同一个家庭的患者，病情的严重程度或实际病情进展也可能有所不同。监测结构变化的放射学评估将有助于确定干预的时间。TKV 被认为是反映疾病早期病程的最可靠的结构参数。对参与 CRISP 研究的 241 名受试者进行了为期 8 年的随访，发现基线校正 TKV 超过 600mL/m 是年龄、血清肌酐、蛋白尿和 MCP-1 等因素中最显著的预测因子[390]。梅奥研究人员利用 CRISP 和 TEMPO 数据，提出了根据年龄和 htTKV 年变化率筛选高危人群的标准。典型 ADPKD 的受试者被分为五组：1A，htTKV 年变化 <1.5%；1B，1.5% ~ 3.0%；1C，3.0% ~ 4.5%；1D，4.5% ~ 6%；1E，>6%[391]。在临床试验中，将受试者纳入 1D 或 1E 类别是谨慎的（图 9-2）。注意，y 轴上的 htTKV 分布不均匀，表示图 9-2 中 TKV 的指数增长。使用梅奥研究人员提供的在线计算器可以预测未来的肾功能[391]。

总之，临床试验的理想候选可根据基因分型、放射学评估或肾功能来选择（表 9-2）。

9.3.2 结果评估

传统认为，肾脏疾病临床试验的困难结果是终末期肾病，sCr 加倍或 GFR 降低 50% 也被认为是可靠的替代标记。2014 年，美国食品药物管理局（Food and Drug Administration，FDA）和国家肾脏基金会（National Lune Foundation）提出了替代终点，即 GFR 从基线水平下降 30% 和 40%，而不是传统的终点[449]。这一部分基于观察到许多 CKD 患者的肾功能轨迹是可变的[450]。Rosansky 等人建议将肾功能轨迹斜率的变化作为一个新的替代指标[449]。正如在 ALADIN 试验和 TEMPO 试验中所看到的，干预后 GFR 的短期加速下降并不少见，因此，这一发现应纳入药物疗效试验的设计和分析中。

另外，对于 ADPKD 还没有确定哪种评估 GFR 最好的方法。每个试验使用不同的方法来测量和估计 GFR。例如，ALADIN 中的碘海醇清除率和 TEMPO 研究中 sCr 的倒数。这种差异使得临床试验的结果很难比较。CRISP 的研究人员比较了确定 ADPKD 早期肾功能衰退的方法，报告显示，测量的 GFR 比基于 sCr 的估计更能预测肾功能衰退[382]。

ADPKD 中另一个常用的终点是随着时间的推移而发生的结构变化。TKV 可以用超声波、CT 或 MRI 测量。在临床试验中，椭球体 TKV 或体视学 TKV 通常用于监测治疗效果[451]。通过 CT 或 MRI 进行的椭球体易于使用，并且与体视学方法密切相关，因此可以方便地用于临床[391]。近年来，自动计算 TKV 的快速、接近自动化的肾脏分割技术被报道，这些测量 TKV 的方法预计很快就会出现[452]。

在急性肾损伤和 CKD 研究中提出的各种血清或尿液生物标志物正在 ADPKD 领域进行评估[393]。尤其是反映肾素活性的尿液生物标志物血管紧张素系统或异常的细胞信号将有助于短期的先导性研究或药物作用机制的评估[393,396]。

9.3.3 干预时机

目前尚不清楚何时开始对 ADPKD 进行干预。在 V2RA 的情况下，有条件的肾上皮特异性 PKD1 基因敲除小鼠中，早期开始 OPC–31260 比延迟开始更有效地减少囊肿的生长。与早期开始低剂量（0.05%）相比，晚开始组即使高剂量（0.1%）也显示出迟钝的生理效应 [453]。考虑到长期的不良反应是最小的，从早期开始的治疗是合理的。当积累了足够的数据后，根据 CKD 分期对临床数据进行进一步分析是有益的。

9.4　结　论

随着对 ADPKD 发病机制的了解不断深入，正在研发的药物数量和临床试验数量都呈指数级增长。从实践的角度来看，由于疾病进展缓慢，长期的安全性和有效性是药物开发的首要任务。此外，建立能够模拟成人 PKD 的实验模型将有助于 ADPKD 药物的发现。

第四部分　参考文献

参考文献

[1] Fedeles S V, Gallagher A R, Somlo S. Polycystin-1: a master regulator of intersecting cystic pathways[J]. Trends in molecular medicine,2014,20(5):251-260.

[2] Rossetti S, Strmecki L, Sneddon V, et al. Mutation analysis of the entire PKD1 gene: genetic and diagnostic implications[J]. American journal of human genetics, 2000, 68(1): 46-63.

[3] Hou X Y, Mrug M, Yoder B K, et al. Cystin, a novel cilia-associated protein, is disrupted in the cpk mouse model of polycystic kidney disease[J]. Journal of clinical investigation, 2002, 109(4): 533-540.

[4] Ekser B, Rigotti P. Images in clinical medicine. Autosomal dominant polycystic kidney disease[J]. New England journal of medicine,2010,363(1):71.

[5] Martinez J R. Polycystic kidney disease: Etiology, pathogenesis, and treatment[J]. Disease-a-month,1995,41(11):693-765.

[6] Wu G Q, Markowitz G S, Li L, et al. Cardiac defects and renal failure in mice with targeted mutations in Pkd2[J]. Nature genetics,2000,24(1):75.

[7] Hughes J, Ward C J, Peral B, et al. The polycystic kidney disease 1 (PKD1) gene encodes a novel protein with multiple cell recognition domains[J]. Nature genetics,1995,10(2):151-160.

[8] Weimbs T. Polycystic kidney disease and renal injury repair: common pathways, fluid flow, and the function of polycystin-1[J]. American journal of physiology. Renal physiology, 2007, 293(5): 1423-1432.

[9] Bell P D, Fitzgibbon W, Sas K, et al. Loss of primary cilia upregulates renal hypertrophic signaling and promotes cystogenesis[J]. Journal of the American Society of Nephrology: JASN,2011,22(5):839.

[10] Thomas W. Third-hit signaling in renal cyst formation[J]. Journal of the American society of Nephrology: JASN,2011,22(5):793-795.

[11] Paul B M, Heuvel V G B. Kidney: polycystic kidney disease[J]. Wiley interdisciplinary

reviews: developmental biology,2014,3(6):465.

[12] Zhou J. Polycystins and primary cilia: Primers for cell cycle progression[J]. Annual review of physiology,2009,71(1):83-113.

[13] Lariviere W B, Irazabal M V, Torres V E. Novel therapeutic approaches to autosomal dominant polycystic kidney disease[J]. Translational research,2015,165(4):488-498.

[14] Gregoire J R, Torres V E, Holley K E, et al. Renal epithelial hyperplastic and neoplastic proliferation in autosomal dominant polycystic kidney disease[J]. American journal of kidney diseases,1987,9(1):27-38.

[15] Du J, Wilson P D. Abnormal polarization of EGF receptors and autocrine stimulation of cyst epithelial growth in human ADPKD[J]. American journal of physiology,1995,269(2 Pt 1):487-495.

[16] Hassane S, Leonhard W N, Wal A V D, et al. Elevated TGFbeta-S mad signalling in experimental Pkd1 models and human patient with polycystic kidney disease[J]. Journal of pathology,2010,222(1):21-31.

[17] Wilson P D, Norman J T, Kuo N T, et al. Abnormalities in extracellular matrix regulation in autosomal dominant polycystic kidney disease[J]. Contributions to nephrology,2015,118:126-134.

[18] Ye M, Grantham J J. The secretion of fluid by renal cysts from patients with autosomal dominant polycystic kidney disease[J]. New England journal of medicine,1993,329(5):310.

[19] Spirli C, Okolicsanyi S, Fiorotto R, et al. ERK1/2-dependen vascular endothelial growth factor signaling sustains cyst growth in polycystin-2 defective mice[J]. Gastroen terology,2010,138(1):360-371.

[20] Distefano G, Boca M, Rowe I, et al. Polycystin-1 regulates extracellular signal-regulated kinase-dependent phosphorylation of tuberin to control cell size through mTOR and its downstream effectors S6K and 4EBP1[J]. Molecular and cellular biology,2009,29(9):2359.

[21] Talbot J J, Song X, Wang X, et al. The cleaved cytoplasmic tail of polycystin-1 regulates Src-dependent STAT3 activation[J]. Journal of the American Society of Nephrology: JASN,2014,25(8):1737.

[22] Renken C, Fischer D C, Kundt G, et al. Inhibition of mTOR with sirolimus does not attenuate progression of liver and kidney disease in PCK rats[J]. Nephrology, dialysis, transplantation: official publication of the European Dialysis and Transplant

Association – European Enal Association,2011,26(1):92-100.

[23] Sweeney W E, Von V R O, Frost P, et al. Src inhibition ameliorates polycystic kidney disease[J]. Journal of the American society of Nephrology: JASN,2008,19(7):1331-1341.

[24] Shillingford J, Murcia N, Larson C, et al. The mTOR pathway is regulated by Polycystin-1, and its inhibition reverses renal cystogenesis in polycystic kidney disease[J]. Proceedings of the national academy of sciences of the United States of America,2006,103(14):5466-5471.

[25] Elliott J, Zheleznova N N, Wilson P D. c-Src inactivation reduces renal epithelial cell-matrix adhesion, proliferation, and cyst formation[J]. American journal of physiology: Cell physiology,2011,70(2):522-529.

[26] Omori S, Hida M, Fujita H, et al. Extracellular signal-regulated kinase inhibition slows disease progression in mice with polycystic kidney disease[J]. Journal of the American Society of Nephrology: JASN,2006,17(6):1604-1614.

[27] Tao Y, Kim J, Schrier R W, et al. Rapamycin markedly slows disease progression in a rat model of polycystic kidney disease[J]. Journal of the American Society of Nephrology: JASN,2005,16(1):46.

[28] Bjoern B, Bernd K, Gunnar S, et al. The Raf kinase inhibitor PLX5568 slows cyst proliferation in rat polycystic kidney disease but promotes renal and hepatic fibrosis[J]. Nephrology, dialysis, transplantation: official publication of the European Dialysis and Transplant Association – European Renal Association,2011,26(11):3458-3465.

[29] Shibazaki S, Yu Z, Nishio S, et al. Cyst formation and activation of the extracellular regulated kinase pathway after kidney specific inactivation of Pkd1[J]. Human molecular genetics,2008,17(11):1505-1516.

[30] Yamaguchi T, Reif G A, Calvet J P, et al. Sorafenib inhibits cAMP-dependent ERK activation, cell proliferation, and in vitro cyst growth of human ADPKD cyst epithelial cells[J]. American journal of physiology. Renal physiology,2010,299(5):944-951.

[31] Karihaloo A, Koraishy F, Huen S C, et al. Macrophages promote cyst growth in polycystic kidney disease[J]. Journal of the American Society of Nephrology: JASN,2011,22(10):1809-1814.

[32] Rae F, Woods K, Sasmono T, et al. Characterisation and trophicfunctions of murine embryonic macrophages based upon the use of a Csf1r –EGFP transgene reporter[J]. Developmental biology,2007,308(1):232-246.

[33] Swenson-Fields K I, Vivian C J, Salah S M, et al. Macrophages promote polycystic

kidney disease progression[J]. Kidney international,2013,83(5):855-864.

[34] Song X, Di G V, He N, et al. Systems biology of autosomal dominant polycystic kidney disease (ADPKD): computational identification of gene expression pathways and integrated regulatory networks[J].Human molecular genetics,2009,18(13):2328.

[35] Katz S K, Hakki A, Miller A S, et al. Ultrastructural tubular basement membrane lesions in adult polycystic kidney disease[J]. Annals of clinical and laboratory science,1989,19(5):352.

[36] Mangos S, Lam P Y, Zhao A, et al. The ADPKD genes pkd1a/b and pkd2 regulate extracellular matrix formation[J]. Disease Models & Mechanisms,2010,3(5-6):354-365.

[37] Catania J M, Chen G, Parrish A R. Role of matrix metalloproteinases in renal pathophysiologies[J]. American journal of physiology. Renal physiology, 2007, 292(3): F905-F911.

[38] Nakamura T, Ushiyama C, Suzuki S, et al. Elevation of serum levels of Metalloproteinase-1, Tissue Inhibitor of Metalloproteinase-1 and Type IV Collagen, and plasma levels of Metalloproteinase-9 in polycystic kidney disease[J].American Journal of Nephrology,2000,20(1):32-36.

[39] Benjamin G, Alexander B, Roumen P, et al. Transmembrane crosstalk between the extracellular matrix and the cytoskeleton[J]. Nature Reviews Molecular Cell Biology,2001,2(11):793-805.

[40] Wilson P D, Burrow C R. Cystic diseases of the kidney: Role of adhesion molecules in normal and abnormal tubulogenesis[J]. Experimental Nephrology,1999,7(2):114-124.

[41] Wallace D P, Quante M T, Reif G A, et al. Periostin induces proliferation of human autosomal dominant polycystic kidney cells through αV-integrin receptor[J]. American Journal of Physiology. Renal physiology,2008,295(5):F1463-F1471.

[42] Wilson P D, Geng L, Li X, et al. The PKD1 gene product, "polycystin-1," is a tyrosine-phosphorylated protein that colocalizes with alpha2beta1-integrin infocal clusters in adherent renal epithelia[J]. Laboratory Investigation,1999,79(10):1311-1323.

[43] Zeltner R, Hilgers K F, Schmieder R E, et al. A promoter polymorphism of the alpha 8 integrin gene and the progression of autosomal-dominant polycystic kidney disease[J]. Nephron Clinical Practice,2008,108(3):c169-c175.

[44] Friedhelm H, Edgar O. Cilia and centrosomes: A unifying pathogenic concept for cystic kidney disease?[J]. Nature Reviews Genetics,2005,6(12):928-940.

[45] Garcia-Gonzalo F R, Reiter J F. Scoring a backstage pass: Mechanisms of ciliogenesis

and ciliary access[J]. The Journal of Cell Biology,2012,197(6):697–709.

[46] Li X G. Epigenetics and autosomal dominant polycystic kidney disease[J]. Biochimica et Biophysica Acta,2011,1812(10):1213–1218.

[47] Wibke B, Scott M, Elisabeth M Z, et al. Methylation determines fibroblast activation and fibrogenesis in the kidney[J]. Nature Medicine,2010,16(5):544–550.

[48] Vishal P, Darren W, Sachin H, et al. MiR–17~92 miRNA cluster promotes kidney cyst growth in polycystic kidney disease[J]. Proceedings of the National Academy of Sciences of the United States of America,2013,110(26):10765–11770.

[49] Sun L J, Zhu J Q, Wu M, et al. Inhibition of miR–199a–5p reduced cell proliferation in autosomal dominant polycystic kidney disease through targeting CDKN1C[J]. Medical Science Monitor: International Medical Journal of Experimental and Clinical Research,2015,21:195–200.

[50] Tan Y C, Blumenfeld J, Rennert H. Autosomal dominant polycystic kidney disease: genetics, mutations and microRNAs[J]. Biochimica et Biophysica Acta, 2011, 1812(10): 1202–1212.

[51] Ward C J, Turley H, Ong A C M, et al. Polycystin, the polycystic kidney disease 1 protein, is expressed by epithelial cells in fetal, adult, and polycystic kidney[J]. Proceedings of the National Academy of Sciences,1996,93(4):1524–1528.

[52] V é ronique C, Qian F, Boute N, et al. Expression of PKD1 and PKD2 transcripts and proteins in human embryo and during normal kidney development[J]. The American Journal of Pathology,2002,160(3):973–983.

[53] Ibraghimov–Beskrovnaya O, Dackowski W R, Foggensteiner L, et al. Polycystin: In vitro synthesis, in vivo tissue expression, and subcellular localization identifies a large membrane–associated protein[J]. Proceedings of the National Academy of Sciences,1997,94(12):6397–6402.

[54] Huan Y H, Adelsberg J. Polycystin–1, the PKD1 gene product, is in a complex containing E–cadherin and the catenins[J]. The Journal of Clinical Investigation, 1999, 104(10): 1459–1468.

[55] Tsiokas L, Kim E, Arnould T, et al. Homo– and heterodimeric interactions between the gene products of PKD1 and PKD2[J]. Proceedings of the National Academy of Sciences,1997,94(13):6965–6970.

[56] Qian F, Joseph G F J, Cai Y Q, et al. PKD1 interacts with PKD2 through a probable coiled–coil domain[J]. Nature Genetics,1997,16(6):179–183.

[57] Harris P C, Ward C J, Peral B, et al. Polycystic kidney disease 1: Identification and analysis of the primary defect[J]. Journal of the American Society of Nephrology, 1995, 6(4): 1125–1133.

[58] Bycroft M, Bateman A, Clarke J, et al. The structure of a PKD domain from polycystin-1: Implications for polycystic kidney disease[J]. The EMBO Journal, 1999, 18(2): 297–305.

[59] Streets A J, Wagner B E, Harris P C, et al. Homophilic and heterophilic polycystin 1 interactions regulate E-cadherin recruitment and junction assembly in MDCK cells[J]. Journal of Cell Science,2009,122(10):1702.

[60] Babich V, Zeng W Z, Yeh B I, et al. The N-terminal extracellular domain is required for polycystin-1-dependent channel activity[J]. The Journal of Biological Chemistry, 2004, 279(24): 25582–25589.

[61] Seng H L, Shivakumar V, Claire H L, et al. Polycystin-1, STAT6, and P100 function in a pathway that transduces ciliary mechanosensation and is activated in polycystic kidney disease[J]. Developmental Cell,2005,10(1):57–69.

[62] Wei W, Hackmann K, Xu H X, et al. Characterization of cis-autoproteolysis of polycystin-1, the product of human polycystic kidney disease 1 gene[J]. The Journal of Biological Chemistry,2007,282(30):21729–21737.

[63] Yu S Q, Hackmann K, Gao J G, et al. Essential role of cleavage of Polycystin-1 at G protein-coupled receptor proteolytic site for kidney tubular structure[J]. Proceedings of the National Academy of Sciences,2007,104(47):18688–18693.

[64] Qian F, Boletta A, Bhunia A, et al. Cleavage of polycystin-1 requires the receptor for egg jelly domain and is disrupted by human autosomal-dominant polycystic kidney disease 1-associated mutations[J]. Proceedings of the National Academy of Sciences, 2002, 99(26): 16981–16986.

[65] Mochizuki T, Wu G Q, Hayashi T, et al. PKD2, a gene for polycystic kidneydisease that encodes an integral membrane protein[J]. Science,1996,272(5266):1339–1342.

[66] Gonz á lez-Perrett S, Kim K, Ibarra C, et al. Polycystin-2, the protein mutated in autosomal dominant polycystic kidney disease (ADPKD), is a Ca^{2+}-permeable nonselective cation channel[J]. Proceedings of the National Academy of Sciences, 2001, 98(3): 1182–1187.

[67] Yoder B K, Hou X Y, Guay-Woodford L M. The polycystic kidney disease proteins, polycystin-1, polycystin-2, polaris, and cystin, are co-localized in renal cilia[J].

Journal of the American Society of Nephrology,2002,13(10):2508–2516.

[68] Yu Y, Maximilian H. Structural and molecular basis of the assembly of the TRPP2/ PKD1 complex[J]. Proceedings of the National Academy of Sciences of the United States of America,2009,106(28):11558–11563.

[69] Vassilev P M, Guo L, Chen X Z, et al. Polycystin–2 is a novel cation channel implicated in defective intracellular Ca^{2+} homeostasis in polycystic kidney disease[J]. Biochemical and Biophysical Research Communications,2001,282(1):341–350.

[70] Koulen P, Cai Y Q, Lin G, et al. Polycystin–2 is an intracellular calcium release channel[J]. Nature cell biology,2002,4(3):191–197.

[71] Anyatonwu G I, Estrada M, Tian X, et al. Regulation of ryanodine receptor–dependent calcium signaling by polycystin–2[J]. Proceedings of the national academy of sciences of the United States of America,2007,104(15):6454–6459.

[72] Li Y, Santoso N G, Yu S Q, et al. Polycystin–1 interacts with inositol 1,4,5–trisphosphate receptor to modulate intracellular Ca2+ signaling withimplications for polycystic kidney disease[J]. Journal of biological chemistry, 2009, 284(52): 36431–36441.

[73] Cai Y, Maeda Y, Cedzich A, et al. Identification and characterization of polycystin–2, the PKD2 gene product[J]. Journal of biological chemistry,1999,274(40):28557–28565.

[74] Hannah C, Chapin, Michael J, et al. The cell biology of polycystic kidney disease[J]. The Journal of cell biology,2010,191(4):701–710.

[75] Hidaka S, Könecke V, Osten L, et al. PIGEA–14, a novel coiled–coil protein affecting the intracellular distribution of polycystin–2[J]. Journal of biological chemistry, 2004, 279(33): 35009–35016.

[76] Hanaoka K, Qian F, Boletta A, et al. Co–assembly of polycystin–1 and polycystin–2 produces unique cation–permeable currents[J]. Nature,2000,408(6815):990–994.

[77] Grimm D H, Cai Y Q, Chauvet Veronique, et al. Polycystin–1 distribution is modulated by polycystin–2 expression in mammalian cells[J]. Journal of biological chemistry,2003,278(38):36786.

[78] Xu C, Rossetti S, Jiang L W, et al. Human ADPKD primary cyst epithelial cells with a novel, single codon deletion in the PKD1 gene exhibit defective ciliary polycystin localization and loss of flow–induced Ca2+ signaling[J]. American journal of physiology renal physiology,2007,292(3):930.

[79] Casuscelli J, Schmidt S, Degray B, et al. Analysis of the cytoplasmic interaction between polycystin–1 and polycystin–2[J]. American journal of physiology renal physio

logy,2009,297(5):1310-1315.

[80] Delmas P, Nomura H, Li X G, et al. Constitutive activation of G-proteins by polycystin-1 is antagonized by polycystin-2[J]. Journal of biological chemistry, 2002, 277(13): 11276-11283.

[81] Gallagher A R, Gregory G, Germino, et al. Molecular advances in autosomal dominant polycystic kidney disease[J]. Advances in chronic kidney disease,2010,17(2):118-130.

[82] Anyatonwu G I, Ehrlich B E. Organic cation permeation through the channel formed by polycystin-2[J]. Journal of biological chemistry,2005,280(33):29488-29493.

[83] Anatoliy I, Masyuk, Tatyana V, et al. Cholangiocyte cilia detect changes in luminal fluid flow and transmit them into intracellular Ca2+ and camp signaling[J]. Gastroenterology, 2006, 131(3): 911-920.

[84] Tatyana V, Masyuk, Anatoliy I, et al. Octreotide inhibits hepatic cystogenesis in a rodent model of polycystic liver disease by reducing cholangiocyte adenosine 3′,5′-cyclic monophosphate[J]. Gastroenterology,2007,132(3):1104-1106.

[85] Sertac N, Kip, Larry W. [Ca2+]i reduction increases cellular proliferation and apoptosis in vascular smooth muscle cells: relevance to the ADPKD phenotype[J]. Circulation research,2005,96(8):873-880.

[86] Banizs B, Komlosi P, Bevensee M O, et al. Altered pH(i) regulation and Na+/HCO3- transporter activity in choroid plexus of cilia-defective Tg737(orpk) mutant mouse[J]. American journal of physiology cell physiology,2007,292(4):1409-1416.

[87] Vincent H G, Wang X F, Peter C H, et al. Inhibition of renal cystic disease development and progression by a vasopressin V2 receptor antagonist[J]. Nature medicine,2003,9(10):1323-1326.

[88] Wang X F, Ward C J, Harris P C, et al. Cyclic nucleotide signaling in polycystic kidney disease[J]. Kidney international,2010,77(2):129-140.

[89] Choi Y H, Suzuki A, Sachin H, et al. Polycystin-2 and phosphodiesterase 4C are components of a ciliary A-kinase anchoring protein complex that is disrupted in cystic kidney diseases[J]. Proceedings of the national academy of sciences of the United States of America,2011,108(26):10679-10684.

[90] Spirli C, Locatelli L, Fiorotto R, et al. Altered store operated calcium entry increases cyclic 3',5'-adenosine monophosphate production and extracellular signal-regulated kinases 1 and 2 phosphorylation in polycystin-2-defective cholangiocytes[J]. Hepatology,2012,55(3):856-868.

[91] Parnell S C, Magenheimer B S, Maser R L, et al. The polycystic kidney disease-1 protein, polycystin-1, binds and activates heterotrimeric G-proteins in vitro[J]. Biochemical and biophysical research communications,1998,251(2):625-631.

[92] Putnam W C, Swenson S M, Reif G A, et al. Identification of a forskolin-like molecule in human renal cysts[J]. Journal of the American society of nephrology,2007,18(3):934-943.

[93] Michael B, Hovater, Dragos O, et al. Purinergic signaling in the lumen of a normal nephron and in remodeled PKD encapsulated cysts[J]. Purinergic signalling,2008,4(2):109-124.

[94] Torres V E, Harris P C. Strategies targeting camp signaling in the treatment of polycystic kidney disease[J]. Journal of the American society of nephrology,2014,25(1):18-32.

[95] Anil Kumar B, Klaus P, Alessandra B, et al. PKD1 induces p21(waf1) andregulation of the cell cycle via direct activation of the JAK-STAT signaling pathway in a process requiring PKD2[J]. Cell,2002,109(2):157-168.

[96] Huang J X, Brendan M D. The TSC1-TSC2 complex: a molecular switchboard controlling cell growth[J]. The Biochemical journal,2008,412(2):179-190.

[97] Ruhee D, Patricia D, Wilson, et al. Carboxy terminal Tail of polycystin-1 regulates localization of TSC2 to repress mTOR[J]. Plos one,2010,5(2):9239.

[98] Liang G Q, Yang J W, Wang Z C, et al. Polycystin-2 down-regulates cell proliferation via promoting PERK-dependent phosphorylation of elF2α[J]. Human molecular genetics,2008,17(20):3254-3262.

[99] Lal M, Song X W, Pluznick J L, et al. Polycystin-1 C-terminal tail associates with β-catenin and inhibits canonical Wnt signaling[J]. Human molecular genetics,2008,17(20):3105-3117.

[100] Kim I, Ding T B, Fu Y L, et al. Conditional mutation of Pkd2 causes cystogenesis and upregulates β-catenin[J]. Journal of the American society of nephrology, 2009, 20(12): 2556-2569.

[101] Luyten A, Su X F, Gondela S, et al. Aberrant regulation of planar cell polarity in polycystic kidney disease[J]. Journal of the American society of nephrology, 2010,21(9):1521-1532.

[102] Rossetti S, Consugar M B, Chapman A B, et al. Comprehensive molecular diagnostics in autosomal dominant polycystic kidney disease[J]. Journal of the American society of nephrology,2007,18(7):2143.

[103] Hateboer N, Dijk M A V, Bogdanova N, et al. Comparison of phenotypes of

polycystic kidney disease types 1 and 2. European PKD1–PKD2 study group[J]. The Lancet,1999,353(9147):103–107.

[104] Rossetti S, Burton S, Strmecki L, et al. The position of the polycystic kidneydisease 1 (PKD1) gene mutation correlates with the severity of renal disease[J]. Journal of theAmerican society of nephrology,2002,13(5):1230.

[105] Rossetti S, Harris P C. The genetics of vascular complications in autosomal dominant polycystic kidney disease (ADPKD)[J]. Current hypertension reviews, 2013, 9(1): 37–43.

[106] Pei Y, Lan Z, Wang K R, et al. A missense mutation in PKD1 attenuates the severity of renal disease[J]. Kidney international, 2012, 81(4): 412–417.

[107] Hourmant M, Perrichot R, Charasse C, et al. Type of PKD1 mutation influences renal outcome in ADPKD[J]. Journal of the american society of nephrology, 2013, 24(6): 1006–1013.

[108] Qian F, Watnick T J, Onuchic L F, et al. The molecular basis of focal cyst formation in human autosomal dominant polycystic kidney disease type I[J]. Cell, 1996, 87(6): 979–987.

[109] Watnick T, Torres V E, Gandolph M A, et al. Somatic mutation in individual liver cysts supports a two–hit model of cystogenesis in autosomal dominant polycystic kidney disease[J]. Molecular cell, 1998, 2(2): 247–251.

[110] Pei Y, Watnick T, He N, et al. Somatic PKD2 mutations in individual kidney and liver cysts support a "two–hit" model of cystogenesis in type 2 autosomal dominant polycystic kidney disease[J]. Journal of the american society of nephrology, 1999, 10(7): 1524–1529.

[111] Nishio S, Hatano M, Michio N, et al. Pkd1 regulates immortalized proliferation of renal tubular epithelial cells through p53 induction and JNK activation[J]. The Journal of clinical investigation, 2005, 115(4): 910–918.

[112] Piontek K, Menezes L F, Garcia–gonzalez M A, et al. A critical developmental switch defines the kinetics of kidney cyst formation after loss of Pkd1[J]. Nature medicine, 2007, 13(12): 1490–1495.

[113] Rossetti S, Kubly V J, Consugar M B, et al. Incompletely penetrant PKD1 alleles suggest a role for gene dosage in cyst initiation in polycystic kidney disease[J]. Kidney international, 2009, 75(8): 848–855.

[114] Katharina H, Ward C J, Hommerding C J, et al. Functional polycystin–1 dosage

governs autosomal dominant polycystic kidney disease severity[J]. The journal of clinical investigation, 2012, 122(11): 4257–4273.

[115] Brasier J L, Henske E P. Loss of the polycystic kidney disease (PKD1) region of chromosome 16p13 in renal cyst cells supports a loss–of–function model for cyst pathogenesis[J]. The journal of clinical investigation, 1997, 99(2): 194–199.

[116] Saori N, Tian X, Gallagher A R, et al. Loss of oriented cell division does not initiate cyst formation[J]. Journal of the american society of nephrology, 2010, 21(2): 295–302.

[117] Grantham J J. The etiology, pathogenesis and treatment of autosomal dominant polycystic kidney disease: Recent advances[J]. American journal of kidney diseases, 1996, 28(6): 788–803.

[118] Montesano R, Ghzili H, Carrozzino F, et al. cAMP–dependent chloride secretion mediates tubule enlargement and cyst formation by cultured mammalian collecting duct cells[J]. American journal of physiology. Renal physiology, 2009, 296(2): 446–457.

[119] Mitchison J M. Growth during the cell cycle[J]. International review of cytology, 2003, 226: 165–258.

[120] Zhang W, Liu H T. MAPK signal pathways in the regulation of cell proliferation in mammalian cells[J]. Cell research, 2002, 12: 9–18.

[121] Dobashi Y, Watanabe Y, Miwa C, et al. Mammalian target of rapamycin: a central node of complex signaling cascades[J]. International journal of clinical and experimental pathology, 2011, 4(5): 476–495.

[122] Evan G I, Vousden K H. Proliferation, cell cycle and apoptosis in cancer[J]. Nature, 2001, 411: 342–348.

[123] Li Y, Wright J M, Qian F, et al. Polycystin 2 interacts with type I inositol 1,4,5–trisphosphate receptor to modulate intracellular Ca^{2+} signaling[J]. The Journal of biological chemistry, 2005, 280(50): 41298–41306.

[124] Santoso N, Cebotaru L, Guggino W B. Polycystin–1, 2, and STIM1 interact with IP(3)R to modulate ER Ca^{2+} release through the PI3K/Akt pathway[J]. Cellular physiology and biochemistry, 2011, 27(6): 715–726.

[125] Harris P C, Torres V E. Polycystic kidney disease[J]. Annual review of medicine, 2009, 60: 321–337.

[126] Yamaguchi T, Wallace D P, Magenheimer B S, et al. Calcium restriction allows cAMP activation of the B–Raf/ERK pathway, switching cells to a cAMP–dependent growth–

stimulated phenotype[J]. Journal of biological chemistry, 2004, 279(39): 40419–40430.

[127] Chebib F T, Sussman C R, Wang X F, et al. Vasopressin and disruption of calcium signalling in polycystic kidney disease[J]. Nature reviews nephrology, 2015, 11(8): 451–464.

[128] Wang X F, Wu Y H, Ward C J, et al. Vasopressin directly regulates cyst growth in polycystic kidney disease[J]. Journal of the american society of nephrology, 2008, 19(1): 102–108.

[129] Yamaguchi T, Nagao S, Wallace D P, et al. Cyclic AMP activates B–Raf and ERK in cyst epithelial cells from autosomal–dominant polycystic kidneys[J]. Kidney international, 2003, 63(6): 1983–1994.

[130] Bai C X, Giamarchi A, Rodat–Despoix L, et al. Formation ofa new receptor–operated channel by heteromeric assembly of TRPP2 and TRPC1 subunits[J]. EMBO reports, 2008, 9(5): 472–479.

[131] Ma M, Tian X, Igarashi P, et al. Loss of cilia suppresses cyst growth in genetic models of autosomal dominant polycystic kidney disease[J]. Nature genetics, 2013, 45(9): 1004–1012.

[132] Ruvinsky I, Meyuhas O. Ribosomal protein S6 phosphorylation: from protein synthesis to cell size[J]. Trends in biochemical sciences, 2006, 31(6): 342–348.

[133] Long X M, Lin Y, Ortiz–Vega S, et al. Rheb binds and regulates the mtor kinase[J]. Current biology, 2005, 15(8): 702–713.

[134] Laplante M, Sabatini D M. mTOR signaling at a glance[J]. Journal of cell science, 2009, 122(Pt 20): 3589–3594.

[135] Joshi M, Kulkarni A, Pal J K. Small molecule modulators of eukaryotic initiation factor 2 α kinases, the key regulators of protein synthesis[J]. Biochimie, 2013, 95(11): 1980–1990.

[136] Susan E. Apoptosis: a review of programmed cell death[J]. Toxicologic pathology, 2007, 35(4): 495–516.

[137] Wolf B B, Green D R. Suicidal tendencies: apoptotic cell death by caspasefamily proteinases[J]. The journal of biological chemistry, 1999, 274(29): 20049–20052.

[138] Ashkenazi A, Dixit V M. Death receptors: signaling and modulation[J]. Science, 1998, 281(5381): 1305–1308.

[139] Portt L, Norman G, Clapp C, et al. Anti–apoptosis and cell survival: a review[J]. Biochimica et biophysica acta, 2011, 1813(1): 238–259.

[140] Goilav B. Apoptosis in polycystic kidney disease[J]. Biochimica et biophysica acta,2011, 1812(10):1272–1280.

[141] Tao Y, Kim J, Stanley M, et al. Pathways of caspase–mediated apoptosis in autosomal-dominant polycystic kidney disease (ADPKD)[J]. Kidney international, 2005, 67(3): 909–919.

[142] Lanoix J, D'Agati V, Szabolcs M,et al.Dysregulation of cellular proliferation and apoptosis mediates human autosomal dominant polycystic kidney disease (ADPKD)[J]. Oncogene,1996, 13(6):1153–1160.

[143] Veis D J, Sorenson C M, Shutter J R, et al. Bcl–2–deficient mice demonstrate fulminant lymphoid apoptosis, polycystic kidneys, and hypopigmented hair[J]. Cell,1993,75(2):229–240.

[144] Sorenson C M, Padanilam B J, Hammerman M R.Abnormal postpartum renal development and cystogenesis in the bcl–2 (–/–) mouse[J]. The American journal of physiology,1996,271(2): 184–193.

[145] Woo D. Apoptosis and loss of renal tissue in polycystic kidney diseases[J]. New England journal of medicine,1995,333(1):18.

[146] Zhou X J , Kukes G. Pathogenesis of autosomal dominant polycystic kidney disease: role of apoptosis[J]. Diagnostic molecular pathology,1998,7(2):65–68.

[147] Ecder T, Melnikov V Y, Stanley M, et al. Caspases, Bcl–2 proteins and apoptosis in autosomal–dominant polycystic kidney disease[J]. Kidney international, 2002, 61(4):1220–1230.

[148] Lariviere W B , Irazabal M V , Torres V E. Novel therapeutic approaches to autosomal dominant polycystic kidney disease[J]. Translational Research,2015,165(4):488–498.

[149] Riella C, Czarnecki P G , Steinman T I . Therapeutic advances in the treatment of polycystic kidney disease[J]. Nephron. Clinical practice,2014,128(3–4):297–302.

[150] Torres V E , Wang X , Qian Q , et al. Effective treatment of an orthologous model of autosomal dominant polycystic kidney disease[J]. Nature medicine, 2004, 10(4):363–364.

[151] Wang X F, Gattone V, Harris P C. Effectiveness of vasopressin V2 recepto antagonists OPC–31260 and OPC–41061 on polycystic kidney disease development in the PCK rat[J]. Journal of the American society of nephrology: JASN,2005,16(4):846–851.

[152] Tatyana V M, Brynn N R, Angela J S,et al. Pasireotide is more effective than octreotide in reducing hepatorenal cystogenesis in rodents with polycystic kidney and liver

diseases[J]. Hepatology,2013,58(1):409-421.

[153] Wahl P R, Serra A L, Miche L H, et al. Inhibition of mTOR with sirolimus slows disease progression in Han: SPRD rats with autosomal dominant polycystic kidney disease (ADPKD)[J]. Nephrology, dialysis, transplantation: official publication of the European Dialysis and Transplant Association - European Renal Association,2006,21(3):598-604.

[154] Bukanov N O, Smith L A, Klinger K W, et al. Long-lasting arrest of murine polycystic kidney disease with CDK inhibitor roscovitine[J]. Nature,2006,444(7121):949-952.

[155] Oxana I B. Targeting dysregulated cell cycle and apoptosis for polycystic kidney disease therapy[J]. Cell cycle,2007,6(7):776-779.

[156] Birbrair A, Zhang T, Files D C, et al. Type-1 pericytes accumulate after tissue injury and produce collagen in an organ-dependent manner[J]. Stem Cell Research & Therapy, 2014, 5(6):122.

[157] Zeisberg M, Kalluri R.Cellular mechanisms of tissue fibrosis.1.Common and organ-specific mechanisms associated with tissue fibrosis[J].American journal of physiology. Cell physiology,2013,304(3):216-225.

[158] Sugimoto Y, Narumiya S. Prostaglandin E receptors[J]. The journal of biological chemistry, 2007, 282(16):11613-11617.

[159] Zheng D, Wolfe M, Cowley B D, et al. Urinary excretion of monocyte chemoattractant protein-1 in autosomal dominant polycystic kidney disease[J].Journal of the American society of nephrology: JASN,2003,14(10):2588-2595.

[160] Cowley B D, Ricardo S D, Nagao S, et al. Increased renal expression of monocyte chemoattractant protein-1 and osteopontin in ADPKD in rats[J]. Kidney international, 2001, 60(6):2087-2096.

[161] Chen L, Zhou X, Fan L X, et al. Macrophage migration inhibitory factor promotes cyst growth in polycystic kidney disease[J]. The Journal of clinical investigation, 2015, 125(6): 2399-2412.

[162] Gregory J L, Morand E F, McKeown S J, et al. Macrophage migration inhibitory factor induces macrophage recruitment via CC chemokine ligand 2[J]. Journal of immunology (Baltimore, Md: 1950),2006,177(11):8072-8079.

[163] Gardner K D, Burnside J S, Elzinga L W, et al. Cytokines in fluids from polycystic kidneys[J]. Kidney International, 1991, 39(4): 718-724.

[164] Wajant H, Pfizenmaier K, Scheurich P. Tumor necrosis factor signaling[J].Cell death

and differentiation,2003,10(1):45–65.

[165]Li X G, Magenheimer B S , Xia S, et al. A tumor necrosis factor– α –mediated pathway promoting autosomal dominant polycystic kidney disease[J]. Nature medicine,2008,14(8):863–868.

[166]Groote D D, Grau G E, Dehart I, et al. Stabilisation of functional tumor necrosis factor– alpha by its soluble TNF receptors[J]. European cytokine network,1993,4(5):359–362.

[167]Lee D F, Kuo H P, Chen C T, et al. IKK beta suppression of TSC1 links inflammation and tumor angiogenesis via the mTOR pathway[J]. Cell,2007,130(3):440–455.

[168]Julie X, Zhou J X, Lucy X, et al. TNF α Signaling regulates cystic epithelial cell proliferation through Akt/mTOR and ERK/MAPK/Cdk2 mediated Id2 signaling[J]. PLOS ONE, 2015,10(6):e0131043.

[169]Ta M H , Harris D C ,Rangan G K .Role of interstitial inflammation in the pathogenesis of polycystic kidney disease[J]. Nephrology,2013,18(5):317–330.

[170]Gilmore T D. Introduction to NF–kappaB: players, pathways, perspectives[J]. Oncogene,2006,25(51):6680–6684.

[171]Jost P J, Ruland J.Aberrant NF–kappaB signaling in lymphoma: mechanisms, consequences, and therapeutic implications[J]. Blood,2007,109(7):2700–2707.

[172]Tak P P, Firestein G S. NF–kappaB: a key role in inflammatory diseases[J].The journal of clinical investigation,2001,107(1):7–11.

[173]Banzi M, Aguiari G, Trimi V, et al. Polycystin–1 promotesPKCalpha–mediated NF– kappaB activation in kidney cells[J]. Biochemical and biophysical research communic ations,2006,350(2):257–262.

[174]Qin S, Taglienti M, Cai L, et al. c–Met and NF– κ B–dependent overexpression of Wnt7a and–7b and Pax2 promotes cystogenesis in polycystic kidney disease[J]. Journal of the American society of nephrology: JASN,2012,23(8):1308–1318.

[175]Mangolini A , Bogo M , Durante C , et al. NF– κ B activation is required for apoptosis in fibrocystin/polyductin–depleted kidney epithelial cells[J]. Apoptosis, 2010, 15(1):94–104.

[176]Kaltschmidt B, Kaltschmidt C, Hofmann T G, et al. The pro– or anti–apoptotic function of NF–kappaB is determined by the nature of the apoptotic stimulus[J]. European journal of biochemistry,2000,267(12):3828–3835.

[177]Rawlings, J S . The JAK/STAT signaling pathway[J]. Journal of cell science, 2004, 117(8):1281–1283.

[178] David S A, Curt M, et al. A road map for those who don't know JAK–STAT[J]. Science,2002,296(5573):1653–1655.

[179] Talbot J J, Shillingford J M, Vasanth S, et al. Polycystin–1 regulates STAT activity by a dual mechanism[J]. Proc Natl Acad Sci U S A, 2011, 108(19):7985–7990.

[180] Olsan E E, Mukherjee S, Wulkersdorfer B, et al. Signal transducer and activator of transcription–6 (STAT6) inhibition suppresses renal cyst growth in polycystic kidney disease[J]. Proceedings of the National Academy of Sciences of the United States of America, 2011, 108(44):18067–18072.

[181] Brosius F C, He J C. JAK inhibition and progressive kidney disease[J]. Current Opinion in Nephrology & Hypertension, 2015, 24(1):88–95.

[182] Lan, Yao H. Diverse roles of TGF–β/Smads in renal fibrosis and inflammation[J]. International Journal of biological sciences, 2011, 7(7):1056–1067.

[183] Grantham J J. Mechanisms of progression in autosomal dominant polycystic kidney disease[J]. Kidney Int Suppl, 1997, 63(63):S93–7.

[184] Norman J. Fibrosis and progression of autosomal dominant polycystic kidney disease (ADPKD)[J]. Biochimica Et Biophysica Acta, 2011, 1812(10):1327–1336.

[185] Sureshbabu A, Muhsin S A, Choi M E. TGF–β signaling in the kidney: Pro–fibrotic and protective effects[J]. American Journal of physiology renal physiology, 2016:ajprenal.00365.2015.

[186] Vernon M A, Mylonas K J, Hughes J. Macrophages and renal fibrosis[J]. Seminars in Nephrology, 2010, 30(3):302–317.

[187] Klingel R, S Störkel, D W, et al. Autosomal dominant polycystic kidney disease——in vitro culture of cyst–lining epithelial cells[J]. Virchows Archiv B Cell Pathology Including Molecular Pathology, 1991, 61(3):189.

[188] Chea S W, Lee K B. TGF–beta mediated epithelial–mesenchymal transition in autosomal dominant polycystic kidney disease[J]. Yonsei Medical Journal, 2009, 50(1):105.

[189] Chen W C, Tzeng Y S, Li H. Gene expression in early and progression phases of autosomal dominant polycystic kidney disease[J]. BMC Research Notes, 2008, 1(1):131.

[190] Elberg D, Jayaraman S, Turman M A, et al. Transforming growth factor–β inhibits cystogenesis in human autosomal dominant polycystic kidney epithelial cells – ScienceDirect[J]. Experimental Cell Research, 2012, 318(13):1508–1516.

[191]Liu B , Li C , Liu Z , et al. Increasing extracellular matrix collagen level and MMP activity induces cyst development in polycystic kidney disease[J]. BMC Nephrology, 2012, 13(1):109-109.

[192]Schaefer L , Han X , Gertz N , et al. Tubular gelatinase A (MMP-2) and its tissue inhibitors in polycystic kidney disease in the Han:SPRD rat[J]. Kidney International, 1996, 49(1):75-81.

[193]Berthier C C, Wahl P R , Le H M , et al. Sirolimus ameliorates the enhanced expression of metalloproteinases in a rat model of autosomal dominant polycystic kidney disease.[J]. Nephrol Dial Transplant, 2008(3):880-889.

[194]Komiya Y , Habas R . Wnt signal transduction pathways[J]. Organogenesis, 2008, 4(2):68-75.

[195]Nusse R, Fuerer C, Ching W, et al. Wnt signaling and stem cell control[J]. Cold Spring Harbor symposia on quantitative biology,2008（73）:59-66

[196]Kim K, Lu Z, Hay E D. Direct evidence for a role ofbeta-catenin/LEF-1 signaling pathway in induction of EMT[J]. Cell biology international,2002,26(5):463-76.

[197]Saadi-Kheddouci S , Berrebi D , Romagnolo B, et al. Early development of polycystic kidney disease in transgenic mice expressing an activated mutant of the β -catenin gene[J]. 2001, 20(42):5972-5981.

[198]Stark K, Vainio S, Vassileva G, et al. Epithelial transformation of metanephric mesenchyme in the developing kidney regulated by Wnt-4[J]. Nature,1994,372(6507).

[199]Surendran K , Mccaul S P , Simon T C . A role for Wnt-4 in renal fibrosis[J]. American journal of physiology. Renal physiology, 2002, 282(3):431-41.

[200]Dang Y , Liu B , Xu P , et al. Gpr48 Deficiency Induces polycystic kidney lesions and renal fibrosis in mice by activating Wnt signal pathway[J]. Plos One, 2014, 9(3):e89835.

[201]Cisternas P , Vio C P , Inestrosa N C . Role of Wnt signaling in tissue fibrosis, lessons from skeletal muscle and kidney[J]. Current Molecular Medicine, 2014, 14(4):510-522.

[202]Oberm ü ller N, Morente N , Kränzlin B, et al. A possible role for metalloproteinases in renal cyst development[J]. American Journal of Physiology Renal Physiology, 2001, 280(3):F540.

[203]Veena S, Jeremy F, Reiter. The primary cilium as the cell's antenna: signaling at a sensory organelle[J]. Science,2006（313）:629-633.

[204]Satir P , Pedersen L B , Christensen S T . The primary cilium at a glance[J]. Journal of Cell Science, 2010, 123(4):499.

[205]Kobayashi T , Dynlacht B D . Regulating the transition from centriole to basal body[J]. The Journal of Cell Biology, 2011, 193(3):435-444.

[206]Michaud E J, Yoder B K. The primary cilium in cell signaling and cancer[J]. Cancer research,2006,66(13).

[207]Ibañez T I, Nathaniel H , Heymut O . To beat or not to beat: roles of cilia in development and disease[J]. Human Molecular Genetics(suppl_1):R27.

[208]Aoife M, Waters, Philip L, et al. Ciliopathies: an expanding disease spectrum[J]. Pediatric Nephrology,2011,26(7)： 1039-1056.

[209]Goetz S C, Anderson K V. The primary cilium: a signalling centre during vertebrate development[J]. Nature Reviews Genetics, 2010, 11(2): 331-344.

[210]Ishikawa H, Marshall W F. Ciliogenesis: Building the cell's antenna[J]. Nature Reviews Molecular Cell Biology, 2011, 12(4): 222-234.

[211]Avasthi P, Marshall W F. Stages of ciliogenesis and regulation of ciliary length[J]. Differentiation, 2012, 83(2): S30-S42.

[212]Taschner M, Bhogaraju S, Lorentzen E. Architecture and function of IFT complex proteins in ciliogenesis[J]. Differentiation, 2012, 83(2): S12-S22.

[213]Cole D G, Dennis D R, Himelblau A L, et al. Chlamydomonas kinesin-Ⅱ-dependent intraflagellar transport (IFT): IFT particles contain proteins required for ciliary assembly in C. elegans sensory neurons[C]// 中国细胞生物学学会 .Final Program & The Book of Abstracts of the Third Congress of the Asian-Pacific Organization for Cell Biology. 中国细胞生物学学会 : 中国细胞生物学学会 , 1998: 1.

[214]Pazour G J, Dickert B L, Yvonne V, et al. Chlamydomonas IFT88 and its mouse homologue, polycystic kidney disease gene Tg737, Are required for assembly of cilia and flagella[J]. The Journal of Cell Biology, 2000, 151(3): 709-718.

[215]Deane J A, Cole D G, Seeley E S, et al. Localization of intraflagellar transport protein IFT52 identifies basal body transitional fibers as the docking site for IFT particles[J]. Current Biology, 2001, 11(20): 1586-1590.

[216]Jonassen J A, Agustin J S, Follit J A, et al. Deletion of IFT20 in the mouse kidney causes misorientation of the mitotic spindle and cystic kidney disease[J]. The Journal of Cell Biology, 2008, 183(3): 377-384.

[217]Follit J A, Tuft R A, Fogarty K E, et al. The intraflagellar transport protein IFT20 is

associated with the Golgi complex and is required for cilia assembly[J]. Molecular biology of the cell, 2006, 17(9): 3781-3792.

[218] Efimenko E, Blacque O E, Ou G, et al. Caenorhabditis elegans DYF-2, an orthologue of human WDR19, is a component of the intraflagellar transport machinery in sensory cilia[J]. Molecular biology of the cell, 2006, 17(11): 4801.

[219] Tran P V, Haycraft C J, Besschetnova T Y, et al. THM1 negatively modulates mouse sonic hedgehog signal transduction and affects retrograde intraflagellar transport in cilia[J]. Nature Genetics, 2008, 40(4): 403-410.

[220] Tsao C C, Gorovsky M A. Tetrahymena IFT122A is not essentialfor cilia assembly but plays a role in returning IFT proteins from the ciliary tip to the cell body[J]. Journal of cell science, 2008, 121(Pt 4): 428-436.

[221] Jonassen J A, SanAgustin J, Baker S P, et al. Disruption of IFT complexA causes cystic kidneys without mitotic spindle misorientation[J]. Journal of the American Society of Nephrology: JASN, 2012, 23(4): 641-651.

[222] Christensen S T, Ott C M. Cell signaling: A ciliary signaling switch[J].Science (New York), 2007, 317(5836): 330.

[223] Drummond I A. Cilia functions in development[J]. Current Opinion in Cell Biology, 2012,24(1): 24-30.

[224] Nozawa Y I, Lin C, Chuang P T. Hedgehog signaling from the primary cilium to the nucleus: An emerging picture of ciliary localization, trafficking and transduction[J]. Current Opinion in Genetics & Development, 2013, 23(4): 429-437.

[225] Keady B T, Samtani R, Kimimasa T, et al. IFT25 links the signal-dependent movement of hedgehog components to intraflagellar transport[J]. Developmental Cell, 2012, 22(5): 940-951.

[226] Moon H, Song J, Shin J O, et al. Intestinal cell kinase, a protein associated with endocrine-cerebro-osteodysplasia syndrome, is a key regulator of cilia length and hedgehog signaling[J]. Proceedings of the National Academy of Sciences, 2014, 111(23): 8541-8546.

[227] Basten S G, Giles R H. Functional aspects of primary cilia in signaling, cell cycle and tumorigenesis[J]. Cilia, 2013, 2(1): 6.

[228] Huang L W, Lipschutz J H. Cilia and polycystic kidney disease, kith and kin[J]. Birth defects research. Part C, Embryo today: reviews, 2014, 102(2): 174-185.

[229] Nauli S M, Rossetti S, Kolb R J, et al. Loss of polycystin-1 in human cyst-

lining epithelia leads to ciliary dysfunction[J]. Journal of the American Society of Nephrology: JASN, 2006, 17(4): 1015–1025.

[230] Wullschleger S, Loewith R, Michael N, et al. TOR signaling in growth and metabolism[J]. Cell, 2006, 124(3): 471–484.

[231] Boehlke C, Kotsis F, Patel V, et al. Primary cilia regulate mTORC1 activity and cell size through Lkb1[J]. Nature Cell Biology, 2010, 12(11): 1115–1122.

[232] Shaw R J, Bardeesy N, Manning B D, et al. The LKB1 tumor suppressor negatively regulates mTOR signaling[J]. Cancer Cell, 2004, 6(1): 91–99.

[233] Oxana I B, Thomas A, Natoli. mTOR signaling in polycystic kidney disease[J]. Trends in Molecular Medicine, 2011, 17(11): 625–633.

[234] Lee J E, Gleeson J G. A systems–biology approach to understanding the ciliopathy disorders[J]. Genome Medicine, 2011, 3(9): 59.

[235] Patel V, Chowdhury R, Igarashi P. Advances in the pathogenesis and treatment of polycystic kidney disease[J]. Current opinion in nephrology and hypertension, 2009, 18(2): 99–106.

[236] Jonathan M, Michaud E J, Schoeb T R, et al. The oak ridge polycystic kidney mouse: Modeling ciliopathies of mice and men[J]. Developmental Dynamics, 2008, 237(8): 1960–1971.

[237] Liu S M, Lu W N, Tomoko O, et al. A defect in a novel Nek–family kinase causes cystic kidney disease in the mouse and in zebrafish[J]. Development (Cambridge, England), 2002, 129(24): 5839–5846.

[238] Smith L A, Bukanov N O, Husson H, et al. Development of polycystic kidney disease in juvenile cystic kidney mice: insights into pathogenesis, ciliary abnormalities, andcommon features with human disease[J]. Journal of the American Society of Nephrology: JASN, 2006, 17(10): 2821–2831.

[239] Eguether T, Agustin J T S, Keady B T, et al. IFT27 links the BBSome to IFT for maintenance of the ciliary signaling compartment[J].Developmental cell, 2014, 31(3): 279–290.

[240] Bastos A P, Onuchic L F. Molecular and cellular pathogenesis of autosomal dominant polycystic kidney disease[J]. Brazilian journal of medical and biological research = Revista brasileira de pesquisas medicas e biologicas, 2011, 44(7): 606–617.

[241] Jin X J, Mohieldin A M, Muntean B S, et al. Cilioplasm is a cellular compartment for calcium signaling in response to mechanical and chemical stimuli[J]. Cellular and

Molecular Life Sciences, 2014, 71(11): 2165-2178.

[242] Mangolini A, Stephanis L D, Aguiari G. Role of calcium in polycystic kidney disease: From signaling to pathology[J].World Journal of Nephrology, 2016, 5(01): 76-83.

[243] Yamaguchi T, Hempson S J, Reif G A, et al. Calcium restores a normal proliferation phenotype in human polycystic kidney disease epithelial cells[J]. Journal of the American Society of Nephrology: JASN, 2006, 17(1): 178-187.

[244] Mostov K E. mTOR is out of control in polycystic kidney disease[J]. Proceedings of the National Academy of Sciences, 2006, 103(14): 22-25.

[245] Lee S H, Somlo S. Cyst growth, polycystins, and primary ciliain autosomal dominant polycystic kidney disease[J]. Kidney Research and Clinical Practice, 2014, 33(2): 73-78.

[246] Boehlke C, Janusch H, Hamann C, et al. A cilia independent role of Ift88/Polaris during cell migration[J]. PLOS ONE, 2015, 10(10): e0140378.

[247] Chaya T, Omori Y, Kuwahara R, et al. ICK is essential for cell type-specific ciliogenesis and the regulation of ciliary transport[J]. The EMBO Journal, 2014, 33(11): 1227-1242.

[248] Felsenfeld G, Groudine M. Controlling the double helix[J]. Nature: International Weekly Journal of Science, 2003, 421(6921): 448-453.

[249] Taby R, Issa J P J. Cancer epigenetics[J]. CA: A Cancer Journal for Clinicians, 2010, 60(6): 376-392.

[250] Bird A. DNA methylation patterns and epigenetic memory[J]. Adrian Bird, 2002, 16(1): 6-21.

[251] Bestor T H. The DNA methyltransferases of mammals[J]. Human Molecular Genetics, 2000, 9(16): 2395-2402.

[252] Okano M, Bell D W, Haber D A, et al. DNA methyltransferases Dnmt3a and Dnmt3b are essential for de novo methylation and mammalian development[J]. Cell, 1999, 99(3): 247-257.

[253] Herman J G, Baylin S B. Gene silencing in cancer in association with promoter hypermethylation[J]. New England Journal of Medicine, 2003, 349(21): 2042-2054.

[254] Dvir A, Gidon T, Michael R, et al. Replication timing-related and gene body-specific methylation of active human genes[J]. Human Molecular Genetics, 2011, 20(4): 670-680.

[255] Yu M W, Bae J B, Oh Y H, et al. Genome-wide methylationprofiling of ADPKD

identified epigenetically regulated genes associated with renal cyst development[J]. Human Genetics, 2014, 133(3): 281-297.

[256] Deaton A M, Webb S, Kerr A R W, et al. Cell type-specific DNA methylation at intragenic CpG islands in the immune system[J]. Genome Research, 2011, 21(7): 1074-1086.

[257] Lister R, Pelizzola M, Dowen R H, et al. Human DNA methylomes at base resolution show widespread epigenomic differences[J]. Nature: International Weekly Journal of Science, 2009, 462(7271): 315-322.

[258] J ü ttermann R, Li e, Jaenisch R. Toxicity of 5-aza-2'-deoxycytidine to mammalian cells is mediated primarily by covalent trapping of DNA methyltransferase rather than DNA demethylation[J]. Proceedings of the National Academy of Sciences of the United States of America,1994, 91(25): 11797-11801.

[259] Kouzarides T. Chromatin modifications and their function[J]. Cell, 2007, 128(4): 693-705.

[260] Zhou V W, Goren A, Bernstein B E. Charting histone modifications and thefunctional organization of mammalian genomes[J]. Nature Reviews Genetics, 2011, 12(1): 7-18.

[261] Yoo C B, Jones P A. Epigenetic therapy of cancer: past, present and future[J]. Nature Reviews Drug Discovery, 2006, 5(1): 37-50.

[262] Sawan C, Herceg Z. Histone modifications and Cancer[J]. Advances in Genetics, 2010, 70(70): 57-85.

[263] Zhang Y, Reinberg D. Transcription regulation by histone methylation: interplay between different covalent modifications of the core histone tails[J].Genes & Development, 2001, 15(18): 2343-2360.

[264] Gupta S, Kim S Y, Artis S, et al. Histone methylation regulates memory formation[J]. The Journal of Neuroscience, 2010, 30(10): 3589-3599.

[265] Lee R C, Feinbaum R L, Ambros V. The elegans heterochronic gene lin-4 encodes small RNAs with antisense complementarity to lin-14[J]. Cell, 1993, 75(5): 843-854.

[266] Selbach M, Schwanhäusser B, Thierfelder N, et al. Widespread changes in protein synthesis induced by microRNAs[J]. Nature: International weekly journal of science, 2008, 455(7209): 58-63.

[267] Lindow M, Gorodkin J. Principles and limitations of computational microRNA geneand target finding[J]. DNA and Cell Biology, 2007, 26(5): 339-351.

[268] Kim V N, Han J, Siomi M C. Biogenesis of small RNAs in animals[J]. Nature Reviews

Molecular Cell Biology, 2009, 10(2): 126–139.

[269] Hu H Y, Yan Z, Xu Y, et al. Sequence features associated with microRNA strand selection in humans and flies[J]. BMC Genomics, 2009, 10(1): 413.

[270] Yang J S, Lai E C. Alternative miRNA biogenesis pathways and the interpretation of core mirna pathway mutants[J]. Molecular Cell, 2011, 43(6): 892–903.

[271] Grimson A, Farh K K H, Johnston W K, et al. MicroRNA targeting specificity in mammals: Determinants beyond seed pairing[J]. Molecular Cell, 2007, 27(1): 91–105.

[272] Esteller M. DNA methylation and cancer therapy: New developments and expectations[J]. Current Opinion in Oncology, 2005, 17(1): 55–60.

[273] Yu M W, Shin Y B, Hwang J A, et al. Epigenetic silencing of the MUPCDH gene as a possible prognostic biomarker for cyst growth in ADPKD[J]. Scientific Reports, 2015, 5(1): 1–17.

[274] Pastorelli L M, Wells S, Fray M, et al. Genetic analyses reveal a requirement for Dicer1 inthe mouse urogenital tract[J]. Mammalian Genome, 2009, 20(3): 140–151.

[275] Patel V, Hajarnis S, Williams D, et al. MicroRNAs regulate renal tubule maturation through modulation of Pkd1[J]. Journal of the American Society of Nephrology: JASN,2012, 23(12): 1941–1948.

[276] Pandey P, Qin S, Ho J, et al. Systems biology approach to identify transcriptome reprogramming and candidate microRNA targets during the progression of polycystickidney disease[J]. BMC Systems Biology, 2011, 5(1): 56.

[277] Harsh D, Carsten S, Asawari K, et al. Parallel analysis of mRNA and microRNA microarray profiles to explore functional regulatory patterns in polycystic kidney disease: Using PKD/Mhm rat model[J]. PLOS ONE, 2013, 8(1): e53780.

[278] Ke Z, Zhang C Y. Circulating MicroRNAs : a novel class of biomarkers to diagnoseand monitor human cancers[J]. Medicinal Research Reviews, 2010, 32(2): 326–348.

[279] Weber J A, Baxter D H, Zhang S, et al. The microRNA spectrum in 12 body fluids[J]. Clinical chemistry, 2010, 56(11): 1733–1741.

[280] Mitchell P S, Parkin R K, Kroh E M, et al. Circulating microRNAs as stable blood-based markers for cancer detection[J]. Proceedings of the National Academy of Sciences of the United States of America, 2008, 105(30): 10513–10518.

[281] Ben-Dov I Z, Tan Y C, Pavel M, et al. Urine microRNA as potential biomarkers of autosomal dominant polycystic kidney disease progression: description of miRNA profiles at baseline[J]. PloS one, 2014, 9(1): e86856.

[282] Gius D, Cui H, Bradbury C M, et al. Distinct effects on gene expression of chemical and genetic manipulation of the cancer epigenome revealed by a multimodality approach[J]. Cancer Cell, 2004, 6(4): 361-371.

[283] Costello J F, Frühwald M C, Smiraglia D J, et al. Aberrant CpG-island methylation hasnon-random and tumour-type-specific patterns[J]. Nature Genetics, 2000, 24(2): 132-138.

[284] Laird P W, Jackson-Grusby L, Fazeli A, et al. Suppression of intestinal neoplasia by DNA hypomethylation[J]. Cell, 1995, 81(2): 197-205.

[285] Bodegom D V, Saifudeen Z, Dipp S, et al. The polycystic kidney disease-1 gene is a target for p53-mediated transcriptional repression[J]. The Journal of biological chemistry, 2006, 281(42): 31234-31244.

[286] Cao Y, Semanchik N, Lee S H, et al. Chemical modifier screen identifies HDAC inhibitors as suppressors of PKD models[J]. Proceedings of the National Academy of Sciences,2009,106(51):21819-21824.

[287] Bodegom D V, Roessingh W, Pridjian A, et al. Mechanisms of p53-mediated repression of the human polycystic kidney disease-1 promoter[J]. BBA-Gene Regulatory Mechanisms, 2010, 1799(7): 502-509.

[288] Zhou X, Fan L X, Sweeney W E, et al. Sirtuin 1 inhibition delays cyst formation in autosomal-dominant polycystic kidney disease[J]. Journal of Clinical Investigation, 2013, 123(7): 3084-3098.

[289] Fan L X, Li X, Magenheimer B, et al. Inhibition of histonedeacetylases targets the transcription regulator Id2 to attenuate cystic epithelial cell proliferation[J]. Kidney international, 2012,81(1): 76-85.

[290] Liu W, Fan L X, Zhou X, et al. HDAC6 regulates epidermal growth factor receptor (EGFR)endocytic trafficking and degradation in renal epithelial cells[J]. PLOS ONE,2012,7(11):e49418.

[291] Zhou X, Lucy X, Fan, et al. Therapeutic targeting of BET bromodomainprotein, Brd4, delays cyst growth in ADPKD[J]. Human Molecular Genetics,2015,24(14).

[292] Zhou X, Fan L X, Prters D J M, et al. SIRT2 regulates ciliogenesis and contributes to abnormal centrosome amplification caused by loss of polycystin-1[J]. Human molecular genetics,2015, 24(14): 3982-3993.

[293] Xia S, Li X G, Johnson T, et al. Polycystin-dependent fluid flow sensing targets histone deacetylase 5 to prevent the development of renal cysts [J]. Development

(Cambridge, England), 2010, 137(7): 1075-1084.

[294] Deribe Y L, Wild P, Chandrashaker A, et al. Regulation of epidermal growth factor receptor trafficking by lysine deacetylase HDAC6[J]. Sci. Signal., 2009, 2(102): ra84.

[295] North B J, Marshall B L, Borra M T, et al. The human sir2 ortholog, SIRT2, Is an NAD + −dependent tubulin deacetylase[J]. Molecular Cell,2003,11(2):437-444.

[296] Nahhas F, Dryden S C, Abrams J, et al. Mutations in SIRT2 deacetylase which regulate enzymatic activity but not its interaction with HDAC6 and tubulin[J]. Molecular and Cellular Biochemistry,2007,303(1-2):221-230.

[297] Tran U, Zakin L, Schweickert A, et al. The RNA−binding proteinbicaudal C regulates polycystin 2 in the kidney by antagonizing miR−17 activity[J]. Development (Cambridge, England),2010, 137(7): 1107-1116.

[298] Lee S O, Masyuk T, Splinter P, et al. MicroRNA15a modulates expression of the cell−cycle regulator Cdc25A and affects hepatic cystogenesis in a rat model of polycystic kidney disease[J]. The Journal of clinical investigation,2008,118(11):3714-3724.

[299] Pandey P, Brors B, Srivastava P K, et al. Microarray−based approach identifies microRNAs and their target functional patterns in polycystic kidney disease[J]. BMC Genomics,2008,9(Suppl 6).

[300] Lakhia R, Hajarnis S, Williams D, et al. MicroRNA−21 Aggravates cyst growth in a model of polycystic kidney disease[J]. Journal of the American Society of Nephrology: JASN, 2016, 27(8): 2319.

[301] Noureddine L, Hajarnis S, Patel V. MicroRNAs and polycystic kidney disease[J]. Drug Discovery Today: Disease Models,2013,10(3):e137-e143.

[302] Patel V, Noureddine L. MicroRNAs and fibrosis[J]. Current Opinion in Nephrology and Hypertension, 2012, 21(4): 410-416.

[303] Poy M N, Eliasson L, Jan K, et al. A pancreatic islet−specific microRNA regulates insulin secretion.[J]. Nature, 2004, 432(7014): 226-230.

[304] Esau C C, Monia B P. Therapeutic potential for microRNAs[J]. Advanced Drug Delivery Reviews, 2007, 59(2-3): 101-114.

[305] Boulter C, Mulroy S, Webb S, et al. Cardiovascular, skeletal, and renalDefects in mice with a targeted disruption of the pkd1 gene[J]. Proceedings of the National Academy of Sciences of the United States of America, 2001, 98(21): 12174.

[306] Park E Y, Sung Y H, Yang M H, et al. Cyst formation in kidney via B−Raf signaling in the PKD2 transgenic mice[J]. The Journalof biological chemistry, 2009, 284(11):

7214-7222.

[307] Cano D A, Murcia N S, Pazour G J, et al. Orpk mouse model of polycystickidney disease reveals essential role of primary cilia in pancreatic tissue organization[J]. Development (Cambridge, England), 2004, 131(14): 3457-3467.

[308] Banizs B, Pike M M, M C Leigh, et al. Dysfunctional cilia lead to altered ependyma and choroid plexus function, and result in the formation of hydrocephalus[J]. Development (Cambridge, England), 2005, 132(23): 539.

[309] Ko Je Yeong, Park Jong Hoon. Mouse models of polycystic kidney disease induced by defects of ciliary proteins[J]. BMB reports,2013,46(2):73-79.

[310] Nagao S, Kugita M, Yoshihara D, et al. Animal models for human polycystic kidney disease[J]. Experimental Animals,2012,61(5):477-488.

[311] Sohara E, Luo Y, Zhang J J, et al. Nek8 regulates the expression and localization of polycystin-1 and polycystin-2[J]. Journal of the American Society of Nephrology: JASN,2008,19(3):469-476.

[312] Rocco M V, Neilson E G, Hoyer J R, et al. Attenuated expression of epithelial cell adhesion molecules in murine polycystic kidney disease[J]. The American journal of physiology,1992,262(4):F679-686.

[313] Nakamura T, Ebi I, Nagaoka I, et al. Growth factor gene expression in kidney of murine polycystic kidney disease[J]. Journal of the American Society of Nephrology: JASN,1993,3(7):1378-1396.

[314] Nagao S, Yamaguchi T, Kusaka M, et al. Renal activation of extracellular signal-regulated kinase in rats with autosomal-dominant polycystic kidney disease[J]. Kidney International,2003,63(2):427-437.

[315] Bukanov N O, Moreno S E, Natoli T A, et al. CDK inhibitors R-roscovitine and S-CR8 effectively block renal and hepatic cystogenesis in an orthologous model of ADPKD[J]. Cell Cycle,2012,11(21):4040-4046.

[316] Calvet J P. Strategies to inhibit cyst formation in ADPKD[J]. Clinical journal of the American Society of Nephrology: CJASN,2008,3(4):1205-1211.

[317] Yang B X , Sonawane N D, Zhao D, et al. Small-molecule CFTR inhibitors slow cyst growth in polycystic kidney disease[J]. Journal of the American Society of Nephrology: JASN,2008,19(7):1300.

[318] Cao M Y, Ong A C M. Mechanism-based Therapeutics for autosomal dominant polycystic kidney disease: recent progress and future prospects[J]. Nephron Clinical

Practice,2012,120(1):25-35.

[319] Natoli T A, Smith L A, Rogers K A, et al. Inhibition of glucosylceramide accumulation results in effective blockade of polycystic kidney disease in mouse models[J]. Nature Medicine,2010,16(7):788-792.

[320] Wallace D P, Rome L A, Sullivan L P, et al. cAMP-dependent fluid secretion in rat inner medullary collecting ducts[J]. American journal of physiology. Renal physiology, 2001, 280(6):1019-1029.

[321] Sullivan L P, Wallace D P, Grantham J J. Chloride and fluid secretion in polycystic kidney disease[J]. Journal of the American Society of Nephrology: JASN,1998,9(5).

[322] Gattone V H, Maser R L, et al. Developmental expression of urine concentration-associated genes and their altered expression in murine infantile-type polycystic kidney disease[J]. Genesis,1999,24(3-4):309-318.

[323] Irazabal M V, Torres V E, Hogan M C, et al. Short-term effects of tolvaptan on renal function and volume in patients with autosomal dominant polycystic kidney disease[J]. Kidney International,2011,80(3):295-301.

[324] Torres V E, Meijer E, Bae K T, et al. Rationale and design of the TEMPO (Tolvaptan efficacy and safety in management of autosomal dominant polycystic kidney disease and its outcomes) 3-4 Study[J]. American Journal of Kidney Diseases,2010,57(5):692-699.

[325] Torres V E, Chapman A B, Devuyst O, et al. Tolvaptan in patients with autosomal dominant polycystic kidney disease[J]. New England Journal of Medicine, 2012, 367(25):2407-2418.

[326] Muto S, Kawano H, Higashihara E, et al. The effect of tolvaptan on autosomal dominant polycystic kidney disease patients: a subgroup analysis of the Japanese patient subset from TEMPO 3:4 trial[J]. Clinical and Experimental Nephrology, 2015, 19(5):867-877.

[327] Baur B P, Meaney C J. Review of tolvaptan for autosomal dominant polycystic kidney disease[J]. Pharmacotherapy: The Journal of Human Pharmacology and Drug Therapy,2014,34(6):605-616.

[328] Ruggenenti P, Remuzzi A, Ondei P, et al. Safety and efficacy of long-acting somatostatin treatment in autosomal-dominant polycystic kidney disease[J]. Kidney In ternational,2005,68(1):206-216.

[329] Hogan M C, Masyuk T V, Page L J, et al. Randomized clinical trial of long-acting somatostatin for autosomal dominant polycystic kidney and liver disease[J]. Journal of

the American Society of Nephrology: JASN,2010,21(6):1052-1061.

[330] Caroli A, Perico N, Perna A, et al. Effect of longacting somatostatin analogue on kidney and cyst growth in autosomal dominant polycystic kidney disease (ALADIN): a randomised, placebo-controlled, multicentre trial[J]. The Lancet, 2013, 382(9903):1485-1495.

[331] Hogan M C, Masyuk T V, Linda P, et al. Somatostatin analog therapy for severe polycystic liver disease: results after 2 years[J]. Nephrology, dialysis, transplantation: official publication of the European Dialysis and Transplant Association-European Renal Association,2012,27(9):3532-3539.

[332] Meijer E, Drenth J P H, d'Agnolo H, et al. Rationale and design of the DIPAK 1 Study: a randomized cntrolled clinical tial assessing the efficacy of lanreotide to halt disease progression in autosomal dominant polycystic kidney disease[J]. American Journal of Kidney Diseases,2014,63(3):446-455.

[333] Wander S A, Hennessy B T, Slingerland J M, et al. Next-generation mTOR inhibitors in clinical oncology: how pathway complexity informs therapeutic strategy[J]. Journal of Clinical Investigation,2011,121(4):1231-1241.

[334] Sabers C J, Martin M M, Brunn G J, et al. Isolation of a protein target of the FKBP12-rapamycin complex in mammalian cells[J]. The Journal of biological chemistry,1995,270(2):815-822.

[335] Torres V E, Boletta A, Chapman A, et al. Prospects for mTOR inhibitor use in patients with polycystic kidney disease and hamartomatous diseases[J]. Clinical journal of the American Society of Nephrology: CJASN,2010,5(7):1312.

[336] Serra A L, Poster D, Kistler A D, et al. Sirolimus and kidney growth in autosomal dominant polycystic kidney disease[J]. New England Journal of Medicine, 2010, 363(9):820-829.

[337] Walz G, Budde K, Mannaa M, et al. Everolimus in patients with autosomal dominant polycystic kidney disease[J]. New England Journal of Medicine,2010,363(9):830-840.

[338] Watnick T, Gregory G. mTOR inhibitors in polycystic kidney disease[J]. New England Journal of Medicine,2010,363(9):879-881.

[339] Novalic Z, van der W A M, Leonhard W N, et al. Dose-dependent effects of sirolimus on mTOR signaling and polycystic kidney disease[J]. Journal of the American Society of Nephrology: JASN,2012,23(5):842-853.

[340] Shillingford J M, Leamon C P, Vlahov I R, et al. Folate-conjugated rapamycin slows

progression of polycystic kidney disease[J]. Journal of the American Society of Nephrology: JASN,2012,23(10):1674-1681.

[341] Gile R D, Cowley B D, Gattone V H, et al. Grantham. Effect of lovastatin on the development of polycystic kidney disease in the Han: SPRD rat[J]. American Journal of Kidney Diseases,1995,26(3):501-507.

[342] Zafar I, Tao Y X, Falk S, et al. Effect of statin and angiotensin-converting enzyme inhibition on structural and hemodynamic alterations in autosomal dominant polycystic kidney disease model[J]. American journal of physiology. Renal physiology,2007,293(3):854-859.

[343] Cadnapaphornchai M A, George D M, McFann K, et al. Effect of pravastatin on total kidney volume, left ventricular mass index, and microalbuminuria in pediatric autosomal dominant polycystic kidney disease[J]. Clinical journal of the American Society of Nephrology: CJASN,2014,9(5):889-896.

[344] Fassett R G , Coombes J S , Packham D , et al. Effect of pravastatin on kidney functionand urinary protein excretion in autosomal dominant polycystic kidney disease[J]. Scandinavian Journal of Urology and Nephrology,2010,44(1):56-61.

[345] Takiar V, Nishio S, Seo-Mayer P, et al. Activating AMP-activated protein kinase (AMPK) slows renal cystogenesis[J]. Proceedings of the National Academy of Sciences,2011,108(6):2462-2467.

[346] Ye M, Grant M, Sharma M, et al. Cyst fluid from human autosomal dominant polycystic kidneys promotes cyst formation and expansion by renal epithelial cells in vitro[J]. Journal of the American Society of Nephrology: JASN,1992,3(4):984-994.

[347] Miranda N, Miranda F, Rinaldi L, et al. Inhibitors of intra-cystic secretion: novel therapies in ADPKD (Autosomal Dominant Polycystic Kidney Disease)[J]. Giornale italiano di nefrologia: organo ufficiale della Societa italiana di nefrologia,2013,30(1).

[348] Yuajit C, Chatsudthipong V. Nutraceutical for autosomal dominant polycystic kidney disease therapy[J]. Journal of the Medical Association of Thailand, 2016, 99(1):97-103.

[349] Yuajit C, Muanprasat C, Gallagher A R, et al. Steviol retards renal cyst growth through reduction of CFTR expression and inhibition of epithelial cell proliferation in a mouse model of polycystic kidney disease[J]. Biochemical Pharmacology,2014,88(3):412-421.

[350] Keith D S , Torres V E , Johnson C M , et al. Effect of sodium chloride, enalapril, and losartan on the development of polycystic kidney disease in Han:SPRD rats.

[J]. American Journal of Kidney Diseases the Official Journal of the National Kidney Foundation, 1994, 24(3):491.

[351] Ta M H T , Rao P , Korgaonkar M , et al. Pyrrolidine dithiocarbamate reduces the progression of total kidney volume and cyst enlargement in experimental polycystic kidney disease[J]. Physiological Reports, 2015, 2(12):12196.

[352] Tao Y, Kim J, Faubel S, et al. Caspase inhibition reduces tubular apoptosis and proliferation and slows disease progression in polycystic kidney disease[J]. Proceedings of the National Academy of Sciences of the United States of America, 2005,102(19):6954.

[353] Klawitter J, Zafar I, Klawitter J, et al. Effects of lovastatin treatment on the metabolic distributions in the Han: SPRD rat model of polycystic kidney disease[J]. Bmc Nephrology, 2013,14(1):165.

[354] Warner G, Hein K Z, Nin V, et al. Food restriction ameliorates the development of polycystic kidney disease[J]. Journal of the American Society of Nephrology Jasn, 2016, 27(5):1437.

[355] Vicente E , Peter C , Pirson Y. Autosomal dominant polycystic kidney disease[J]. The Lancet,2007,369(9569):1287-1401.

[356] Paterson A D, Pei Y. Is there a third gene for autosomal dominant polycystic kidney disease?[J]. Kidney International, 1998, 54(5):1759-1761.

[357] Binu M, Mark B, Moonnoh, et al. Evidence of a third ADPKD locus is not supported by re-analysis of designated PKD3 families[J]. Kidney International, 2014, 85(2):383-392.

[358] Harris P C, Bae K T, Rossetti S, et al. Cyst number but not the rate of cystic growth is associated with the mutated gene in autosomal dominant polycystic kidney disease[J]. Journal of the American Society of Nephrology Jasn, 2006, 17(11):3013.

[359] Bergmann C, Bothmer J V, Nadina Ortiz Brüchle, et al. Mutations in multiple PKD genes may explain early and severe polycystic kidney disease[J]. Journal of the American Society of Nephrology, 2011, 22(11):2047-2056.

[360] Barua M, Cil O, Paterson A D, et al. Family history of renal disease severity predicts the mutated gene in ADPKD[J]. Journal of the American Society of Nephrology, 2009, 20(8):1833-1838.

[361] Laureano Pérez-Oller, Torra R, Badenas C, et al. Influence of the ACE gene polymorphism in the progression of renal failure in autosomal dominant polycystic

kidney disease[J]. American Journal of Kidney Diseases, 1999, 34(2):273-278.

[362] Michelle Liu, SallyShi, Senthilnathan Sean, et al. Genetic variation of DKK3 may modify renal disease severity in ADPKD[J]. Journal of the American Society of Nephrology: JASN,2010,21(9):1510-1520.

[363] Persu A. Modifier effect of ENOS in autosomal dominant polycystic kidney disease[J]. Human Molecular Genetics, 2002, 11(3):229-241.

[364] Park E Y, Woo Y M, Park J H. Polycystic kidney disease and therapeutic approaches[J]. Bmb Reports, 2011, 44(6):359.

[365] Woo Y M, Park J H. microRNA biomarkers in cystic diseases.[J]. BMB Reports, 2013,46(7):338-345.

[366] Fickbrosnahan G M, Tran Z V, Johnson A M, et al. Progression of autosomal-dominant polycystic kidney disease in children[J]. Kidney International, 2001, 59(5):1654-1662.

[367] Shamshirsaz A, Bekheirnia R M, Kamgar M, et al. Autosomal-dominant polycystic kidney disease in infancy and childhood: progression and outcome[J]. Kidney International, 2005, 68(5):2218.

[368] Gabow P A, Johnson A M, Kaehny W D, et al. Factors affecting the progression of renal disease in autosomal-dominant polycystic kidney disease[J]. Kidney International, 1992, 7(5):1311-1319.

[369] Johnson A M, Gabow P A. Identification of patients with autosomal dominant polycystic kidney disease at highest risk for end-stage renal disease[J]. Journal of the American Society of Nephrology Jasn, 1997, 8(10):1560.

[370] Schrier R W. Hypertension and autosomal dominant polycystic kidney disease[J]. American Journal of Kidney Diseases the Official Journal of the National Kidney Foundation, 2011, 57(6):811-813.

[371] Schrier R W, Johnson A M, Mcfann K, et al. The role of parental hypertension in the frequency and age of diagnosis of hypertension in offspring with autosomal-dominant polycystic kidney disease[J]. Kidney International, 2003, 64(5):1792-1799.

[372] Robert W, Schrier M D, Kaleab Z, et al. Blood pressure in early autosomal dominant polycystic kidney disease[J]. New England Journal of Medicine,2014,371(24):1056.

[373] Gabow P A, Duley I, Johnson A M. Clinical profiles of gross hematuria in autosomal dominant polycystic kidney disease[J]. American Journal of Kidney Diseases, 1992, 20(2):140-143.

[374] Idrizi A, Barbullushi M, Petrela E, et al. The influence of renal manifestations to the

progression of autosomal dominant polycystic kidney disease[J]. Hippokratia, 2009, 13(3):161.

[375] Kistler A D, Poster D, Krauer F, et al. Increases in kidney volume in autosomal dominant polycystic kidney disease can be detected within 6 months[J]. Kidney intern ational,2009,75(2):235-241.

[376] Tracz M J, Alam J, Nath K A. Physiology and pathophysiology of heme: implications for kidney disease[J]. Journal of the American Society of Nephrology Jasn, 2007, 18(2):414.

[377] Abdullah O, Timur S, Fatih T, et al. Clinical characteristics and predictors of progression of chronic kidney disease in autosomal dominant polycystic kidney disease: a single center experience[J]. Clinical and Experimental Nephrology, 2013, 17(3): 345-351.

[378] Klahr S, Breyer J A, Beck G J, et al. Dietary protein restriction, blood pressure control, and the progression of polycystic kidney disease. Modification of diet in renal disease study group[J]. Journal of the American Society of Nephrology, 1995, 5(12):2037-2047.

[379] Idrizi A, Barbullushi M, Koroshi A, et al. Urinary tract infections in polycystic kidney disease[J]. Medicinski Arhiv, 2011, 65(4):213.

[380] Hwang J H, Park H C, Jeong J C, et al. Chronic asymptomatic pyuria precedes overt urinary tract infection and deterioration of renal function in autosomal dominant polycystic kidney disease[J]. Bmc Nephrology, 2013, 14(1):1.

[381] Rule A D, Torres V E, Chapman A B, et al. Comparison of methods for determining renal function decline in early autosomal dominant polycystic kidney disease: the consortium of radiologic imaging studies of polycystic kidney disease cohort[J]. Journal of the American Society of Nephrology: JASN, 2006, 17(3).

[382] Ruggenenti P, Gaspari F, Cannata A, et al. Measuring and estimating GFR and treatment effect in ADPKD patients: results and implications of a longitudinal cohort study[J]. PLOS ONE, 2012, 7(2): e32533.

[383] Spithoven E M, Meijer E, Boertien W E, et al. Tubular secretion of creatinine in Autosomal Dominant Polycystic Kidney Disease: consequences for cross-sectional and longitudinal performance of kidney function estimating equations[J]. American Journal of Kidney Diseases,2013,62(3)：531-540.

[384] Chapman A B, Devuyst O, Eckardt K U, et al. Autosomal Dominant Polycystic Kidney

Disease (ADPKD): executive summary from a Kidney Disease: Iimproving Global Outcomes (KDIGO) controversies conference[J]. Kidney international, 2015, 88(1):17–27.

[385] Orskov B, Borresen M L, Feldt–Rasmussen B, et al. Estimating glomerular filtration rate using the new CKD–EPI equation and other equations in patients with autosomal dominant polycystic kidney disease[J]. American Journal of Nephrology, 2010,31(1):53–57.

[386] Bae K T, Grantham J J. Imaging for the prognosis of autosomal dominant polycystic kidney disease[J]. Nature Reviews Nephrology, 2010, 6(2):96–106.

[387] Spithoven E M, Messchendorp AL, Meijer E, et al. Estimation of total kidney volume in autosomal dominant polycystic kidney disease[J]. American Journal of Kidney Diseases,2015,66(5):792–801.

[388] Gansevoort R T, Arici M, Benzing T, et al. Recommendations for the use of tolvaptan in autosomal dominant polycystic kidney disease: a position statement on behalf of the ERA-EDTA working groups on inherited kidney disorders and european renal best practice[J]. Nephrology Dialysis Transplantation,2016,31(3):337–348.

[389] Chapman A B, Bost J E, Torres V E, et al. Kidney volume and functional outcomes in autosomal dominant polycystic kidney disease[J]. Clinical journal of the American Society of Nephrology: CJASN,2012,7(3):479–486.

[390] Irazabal M V, Rangel L J, Bergstralh E J, et al. Imaging classification of autosomal dominant polycystic kidney disease: a simple model for selecting patients for clinical trials[J]. Journal of the American Society of Nephrology: JASN,2015,26(1):160–172.

[391] Parikh C R, Dahl N K, Chapman A B, et al. Evaluation of urine biomarkers of kidney injury in polycystic kidney disease[J]. Kidney international, 2012,81(8):784–790.

[392] Meijer E, Boertien W E, Nauta F L, et al. Association of urinary biomarkers with disease severity in patients with autosomal dominant polycystic kidney disease: a cross–sectional analysis[J]. American Journal of Kidney Diseases, 2010,56(5):883–895.

[393] Wang D, Strandgaard S, Borresen M L, et al. Asymmetric dimethylarginine and lipid peroxidation products in early autosomal dominant polycystic kidney disease[J]. American Journal of Kidney Diseases, 2008,51(2):184–191.

[394] Salih M, Demmers J A, Bezstarosti K, et al. Proteomics of urinary vesicles links plakins and complement to polycystic kidney disease[J]. Journal of the American

Society of Nephrology: JASN, 2016,27(10):3079-3092.

[395] Kistler A D, Serra A L, Siwy J, et al. Urinary proteomic biomarkers for diagnosis and risk stratification of autosomal dominant polycystic kidney disease: a multicentric study[J]. PLOS ONE,2013,8(1):e53016.

[396] Huang S, Chen L, Lu L, et al. The apelin-APJ axis: a novel potential therapeutic target for organ fibrosis[J]. Clinica chimica acta,2016(456):81-88.

[397] Kocer D, Karakukcu C, Ozturk F, et al. Evaluation of fibrosis markers: apelin and transforming growth factor-β1 in autosomal dominant polycystic kidney disease patients[J]. Therapeutic Apheresis and Dialysis,2016,20(5):517-522.

[398] Lacquaniti A, Chirico V, Lupica R, et al. Apelin and copeptin: two opposite biomarkers associated with kidney function decline and cyst growth in autosomal dominant polycystic kidney disease[J].Peptides,2013(49):1-8.

[399] Kobori H, Brent A, Alper, Shenava R, et al. Urinary angiotensinogen as a novel biomarker of the intrarenal renin-angiotensin system status in hypertensive patients[J]. Hypertension,2009,53(2, Part 2 Suppl):344-350.

[400] Park H, Kang A, Jang J Y, et al. Increased urinary Angiotensinogen/Creatinine (AGT/Cr) ratio may be associated with reduced renal function in autosomal dominant polycystic kidney disease patients[J]. BMC Nephrology,2015(16):86.

[401] Kocyigit I, Yilmaz M I, Orscelik O, et al. Serum uric acid levels and endothelial dysfunction in patients with autosomal dominant polycystic kidney disease[J]. Nephron Clinical Practice,2013,123(3-4):157-164.

[402] Helal I, McFann K, Reed B, et al. Serum uric acid, kidney volume and progression in autosomal-dominant polycystic kidney disease[J]. Nephrology Dialysis Transplantati on,2013,28(2):380-385.

[403] Meijer E, Bakker S J L, Halbesma N, et al. Copeptin, a surrogate marker of vasopressin, is associated with disease severity in autosomal dominant polycystic kidney disease[J]. Kidney International,2010,77(1):29-36.

[404] Boertien W E, Meijer E, Zittema D, et al. Copeptin, a surrogate marker for vasopressin, is associated with kidney function decline in subjects with autosomal dominant polycystic kidney disease[J]. Nephrology Dialysis Transplantati on,2012,27(11):4131-4137.

[405] Boertien W E, Meijer E, Li J, et al. Relationship of copeptin, a surrogate marker for arginine vasopressin, with change in total kidney volume and GFR decline in

autosomal dominant polycystic kidney disease: results from the CRISP cohort[J]. American Journal of Kidney Diseases, 2013,61(3):420–429.

[406] Nakajima A,Lu Y, Kawano H, et al. Association of arginine vasopressin surrogate marker urinary copeptin with severity of autosomal dominant polycystic kidney disease (ADPKD)[J]. Clinical and Experimental Nephrology,2015,19(6):1199–1205.

[407] Romaker D, Puetz M, Teschner S, et al. Increased expressionof secreted frizzled-related protein 4 in polycystic kidneys[J]. Journal of the American Society of Nephrology: JASN, 2009,20(1):48–56.

[408] Zschiedrich S, Budde K, Nürnberger J, et al. Secreted frizzled-related protein 4 predicts progression of autosomal dominant polycystic kidney disease[J]. Nephrology Dialysis Transplantation, 2016,31(2):284–289.

[409] Bennett W M. Autosomal dominant polycystic kidney disease: 2009 update for internists[J]. The Korean journal of Internal Medicine,2009,24(3):165–168.

[410] Nagao S, Nishii K, Katsuyama M, et al. Increased water intake decreases progression of polycystic kidney disease in the PCK rat[J]. Journal of the American Society of Nephrology: JASN,2006,17(8):2220–2227.

[411] Torres V E. Vasopressin antagonists in polycystic kidney disease[J]. Kidney International,2005,68(5):2405–2418.

[412] Torres V E, Bankir L, Grantham J J. A case for water in the treatment of polycystic kidney disease[J]. Clinical Journal of the American Society of Nephrology: CJASN,2009,4(6):1140–1150.

[413] Higashihara E, Nutahara K, Tanbo M, et al. Does increased water intake prevent disease progression in autosomal dominant polycystic kidney disease?[J]. Nephrology Dialysis Transplantation ,2014,29(9):1710–1719.

[414] Barash I, Ponda M P, Goldfarb D S, et al. A pilot clinical study to evaluate changes in urine osmolality and urine cAMP in response to acute and chronic water loading in autosomal dominant polycystic kidney disease[J]. Clinical Journal of the American Society of Nephrology: CJASN, 2010,5(4):693–697.

[415] Chapman A B, Johnson A, Gabow P A, et al. The renin-angiotensin-aldosterone system and autosomal dominant polycystic kidney disease[J]. The New England Journal of Medicine,1990,323(16):1091–1096.

[416] Schrier R, McFann K, Johnson A, et al. Cardiac and renal effects of standard versus rigorous blood pressure control in autosomal-dominant polycystic kidney disease:

results of a seven-year prospective randomized study[J]. Journal of the American Society of Nephrology: JASN,2002,13(7):1733-1739.

[417] Sarnak M J, Greene T, Wang X L, et al. The effect of a lower target blood pressure on the progression of kidney disease: long-term follow-up of the modification of diet in renal disease study[J]. Annals of internal medicine, 2005, 14(5):6-7.

[418] Yusuf S, Teo K K. The ONTARGET investigators. Telmisartan, ramipril, or both in patients at high risk for vascular events[J]. New England journal of medicine, 2008, 358(15):47-59.

[419] Redon J, Mancia G, Sleight P, et al. Safety and efficacy of low blood pressures among patients with diabetes: subgroup analyses from the ONTARGET (ONgoing telmisartan alone and in combination with ramipril global endpoint trial)[J]. Journal of the American College of Cardiology, 2012, 59(1):74-83.

[420] Vicente E, Torres M D, Kaleab Z, et al. Angiotensin blockade in late autosomal dominant polycystic kidney disease[J]. New England journal of medicine, 2014, 371(24):2267-2276.

[421] Chapman A B, Torres V E, Perrone R D, et al. The HALT polycystic kidney disease trials: design and implementation[J]. Clinical journal of the American Society of Nephrology: CJASN,2010,5(1):102.

[422] Ecder T, Edelstein C L, Fick-Brosnahan G M, et al. Diuretics versus Angiotensin-Converting enzyme inhibitors in autosomal dominant polycystic kidney disease[J]. American journal of nephrology,2001,21(2):98-103.

[423] Bolignano D, Palmer S C, Ruospo M, et al. Interventions for preventing the progression of autosomal dominant polycystic kidney disease[J]. The cochrane database of systematic reviews,2015(7):010294.

[424] Canaud G, Knebelmann B, Harris P C, et al. Therapeutic mTOR inhibition in autosomal dominant polycystic kidney disease: What is the appropriate serum level?[J]. American journal of transplantation,2010,10(7):1701-1706.

[425] Vandergheynst F, Gankam K F, Decaux G. Vasopressin antagonists[J]. The new England journal of medicine,2015,372(23):980.

[426] Torres V E, Higashihara E, Devuyst O, et al. Effect of tolvaptan in autosomal dominant polycystic kidney disease by CKD stage: results from the TEMPO 3:4 trial[J]. Clinical journal of the American society of nephrology: CJASN,2016,11(5):803-811.

[427] Satoru M, Haruna K, Eiji H, et al. The effect of tolvaptan on autosomal dominant

polycystic kidney disease patients: a subgroup analysis of the Japanese patient subset from TEMPO 3:4 trial[J]. Clinical and experimental nephrology,2015,19(5):867-877.

[428] Paul B, Watkins, James H, et al. Clinical pattern of Tolvaptan-Associated Liver injury in subjects with autosomal dominant polycystic kidney disease: analysis of clinical trials database[J]. Drug safety,2015,38(11):1101-1113.

[429] Nielsen F S, Rossing P, Gall M A, et al. Long-term effect of lisinopril and atenolol on kidney function in hypertensive NIDDM subjects with diabetic nephropathy[J]. Diabetes,1997,46(7):1182-1188.

[430] Keimpema L, Nevens F, Vanslembrouck R, et al.Lanreotide reduces the volume of polycystic liver: a randomized, double-blind, placebo-controlled trial[J]. Gastroentero logy,2009,137(5):1661-1668.

[431] Gevers T, Chrispijn M, Wetzels J, et al. Rationale and design of the RESOLVE trial: lanreotide as a volume reducing treatment for polycystic livers in patients with autosomal dominant polycystic kidney disease[J]. BioMed central,2012,13(1):77.

[432] Chang M Y, Albert C M. New treatments for autosomal dominant polycystic kidney disease[J]. British journal of clinical pharmacology,2013,76(4):524-535.

[433] Maria V, Irazabal, V E, Torres. Experimental therapies and ongoing clinical trials to slow down progression of ADPKD[J]. Current hypertension reviews,2013,9(1):44-59.

[434] Sweeney W E, von Vigier R O, Frost P, et al. Src inhibition ameliorates polycystic kidney disease[J]. Journal of the American society of nephrology: JASN, 2008, 19(7):1331-1341.

[435] Leuenroth S J, Bencivenga N, Chahboune H, et al. Triptolide reduces cyst formation in a neonatal to adult transition Pkd1 model of ADPKD[J]. Nephrology, dialysis, transplantation: official publication of the European Dialysis and Transplant Association – European Renal Association,2010,25(7):2187-2194.

[436] Chen D P, Ma Y Y, Wang X Q, et al. Triptolide-containing formulation in patients with autosomal dominant polycystic kidney disease and proteinuria: an uncontrolled trial[J]. American journal of kidney diseases: the official journal of the National Kidney Foundation,2014,63(6):1070-1072.

[437] Leonhard W N, van der Wal A, Novalic Z, et al. Curcumin inhibits cystogenesis by simultaneous interference of multiple signaling pathways: in vivo evidence from a Pkd1-deletion model[J]. American journal of physiology-renal physiolo gy,2011,300(5):1193-1202.

[438] Gao J S, Zhou H, Lei T L, et al. Curcumin inhibits renal cyst formation and enlargement in vitro by regulating intracellular signaling pathways[J]. European journal of pharmacology,2011,654(1):92−99.

[439] Aguiari G, Catizone L, Del S L. Multidrug therapy for polycystic kidney disease: a review and perspective[J]. American journal of nephrology,2013,37(2):175−182.

[440] Hopp K, Hommerding C J, Wang X F, et al. Tolvaptan plus pasireotide shows enhanced efficacy in a PKD1 model[J]. Journal of the American society of nephrology: JASN,2015,26(1):39−47.

[441] Chrispijn M, Drenth J H. Everolimus and long acting octreotideas a volume reducing treatment of polycystic livers (ELATE): study protocol for a randomized controlled trial[J]. Trials,2011(12):246.

[442] Chapman A B. Improving clinical trial design for inquiries into the mechanisms of cyst growth in ADPKD[J]. Kidney international,2009,75(2):139−141.

[443] Schrier R W, Brosnahan G, Cadnapaphornchai M A, et al. Predictors of autosomal dominant polycystic kidney disease progression[J]. Journal of the American society of nephrology: JASN,2014,25(11):2399−2418.

[444] Arlene B, Chapman, Konrad S, et al. Hypertension in autosomal dominant polycystic kidney disease[J]. Advances in chronic kidney disease,2010,17(2):153−163.

[445] Chapman A B, Johnson A M, Gabow P A, et al. Overt proteinuria and microalbuminuria in autosomal dominant polycystic kidney disease[J]. Journal of the American society of nephrology: JASN,1994,5(6):1349−1354.

[446] Hwang Y H, Conklin J, Chan W, et al. Refining genotype−phenotype correlation in autosomal dominant polycystic kidney disease[J]. Journal of the American society of nephrology: JASN,2016,27(6):1861−1868.

[447] Pei Y. Practical genetics for autosomal dominant polycystic kidney disease[J]. Nephron clinical practice,2011,118(1):c19−c30.

[448] Rosansky S J, Glassock R J. Is a decline in estimated GFR an appropriate surrogate end point for renoprotection drug trials?[J]. Kidney international,2014,85(4):723−727.

[449] Liang L, Brad C, Astor, et al. Longitudinal progression trajectory of GFR among patients with CKD[J]. American journal of kidney diseases,2012,59(4):504−512.

[450] Chapman A B, Devuyst O, Eckardt K U, et al. Autosomal−dominant polycystic kidney disease (ADPKD): executive summary from a kidney disease: improving global outcomes (KDIGO) controversies conference[J]. Kidney international, 2015,88(1):17−

27.

[451] Turco D, Severi S, Mignani R, et al. Geometry–independent assessment of renal volume in polycystic kidney disease from magnetic resonance imaging[J]. Conference proceedings: Annual International Conference of the IEEE Engineering in Medicine and Biology Society. Annual Conference,2015(2015):3081–3084.

[452] Meijer E, Gansevoort R, de Jong P E, et al. Therapeutic potential of vasopressin V2 receptor antagonist in a mouse model for autosomal dominant polycystic kidney disease: optimal timing and dosing of the drug[J]. Nephrology dialysis transplantation, 2011, 26(8):2445–2453.